QIZILO'NGACH KASALLIKLARI

(Monografiya)

Turdaliyev Samandar Bahodir o'g'li

Qizilo'ngach Kasalliklari

by: Turdaliyev Samandar Bahodir O'g'li

Edition: November '2025

Publisher:

Taemeer Publications LLC (Michigan, USA / Hyderabad, India)

ISBN 978-93-6908-906-2

Book	:	**Qizilo'ngach Kasalliklari**
Author	:	Turdaliyev Samandar Bahodir O'g'li
Publisher	:	Taemeer Publications
Year	:	'2025
Pages	:	122
Title Design	:	*Taemeer Web Design*

KIRISH

Qizilo'ngach inson organizmining muhim qismidir va uning sog'lomligi insonning ovqat hazm qilish tizimining samarali ishlashiga bevosita ta'sir qiladi. Qizilo'ngach oziq-ovqat va ichimliklarni og'iz bo'shlig'idan oshqozonga yetkazuvchi kanal vazifasini bajaradi. Bu mushakli naycha, aniq mexanik harakatlar yordamida, oziq moddalarni pastga siljitadi. Qizilo'ngachning anatomik va fiziologik xususiyatlari organizmning umumiy sog'lig'ida muhim o'rin tutadi. Shu sababli uning kasalliklari, ayniqsa qizilo'ngach kasalliklari, nafaqat mahalliy patologik o'zgarishlar, balki butun organizmning holatiga ta'sir ko'rsatadi.

Qizilo'ngach kasalliklari keng ko'lamli va turli sabablarga ko'ra yuzaga keladi. Ular orasida eng ko'p uchraydiganlari – gastroezofageal refluks, yallig'lanish (ezofagit), yara va hatto saraton kasalliklaridir. Ushbu kasalliklar insonning hayot sifatini pasaytiradi, oziq-ovqat qabul qilish jarayonini qiyinlashtiradi, hatto ba'zida jiddiy asoratlar keltirib chiqarishi mumkin. Qizilo'ngach kasalliklarining asosiy sabablari orasida noto'g'ri ovqatlanish, stress, giyohvandlik (sigaret, spirtli ichimliklar), ba'zi dorilarni noto'g'ri qabul qilish va infektsiyalar mavjud. Bundan tashqari, ichki organizmdagi ba'zi patologik holatlar ham qizilo'ngach kasalliklariga sabab bo'lishi mumkin.

Qizilo'ngach kasalliklari ayniqsa oxirgi yillarda ko'payib bormoqda. Bu esa asosan zamonaviy hayot tarzining o'zgarishi bilan bog'liq. Tez tayyorlanadigan, yog'li va achchiq ovqatlarga berilish, stress va noto'g'ri ishlash sharoitlari oshqozon-ichak tizimining holatiga salbiy ta'sir ko'rsatadi. Shuning uchun ham qizilo'ngach kasalliklarining oldini olish va ularni vaqtida aniqlash, samarali davolash muhim hisoblanadi. Kasalliklarning dastlabki bosqichida ularni aniqlash oson bo'lishi, esa ularning oldini olish va to'g'ri davolash imkonini beradi. Biroq, ko'pchilik odamlar qizilo'ngach bilan bog'liq muammolarni jiddiy qabul qilmay, uni oddiy ovqat hazm qilish buzilishi deb hisoblaydi. Bu esa vaqt o‘tishi bilan kasalliklarning murakkablashib ketishiga olib keladi.

Qizilo‘ngach kasalliklarini chuqur o‘rganish va tahlil qilishda ushbu kasalliklarning sabablari, ularning klinik ko‘rinishlari, diagnostika usullari va davolash metodlari alohida o‘rganiladi. Bu tibbiyot sohasida katta ahamiyatga ega, chunki qizilo‘ngach bilan bog‘liq kasalliklar insonlar orasida keng tarqalgan va ularning samarali davolash usullarini aniqlash sog‘liqni saqlashda ustuvor vazifa hisoblanadi. Shu sababli qizilo‘ngach kasalliklarining mohiyatini, ularning yuzaga kelish sabablarini va davolash yo‘llarini bilish har bir tibbiyot mutaxassisi va shu kasallikdan aziyat chekayotgan bemorlar uchun muhimdir.

Qizilo‘ngachning normal faoliyatini ta’minlash uchun ularning anatomiyasi va fiziologiyasini yaxshi tushunish zarur. Qizilo‘ngach yuqori qismida og‘iz bo‘shlig‘idan ovqatni qabul qilib, pastki qismida oshqozonga yetkazadi. Bu yo‘lning ichki qavati maxsus hujayralardan tashkil topgan bo‘lib, u oziq-ovqatning oshqozon kislotasi va boshqa zaharlardan himoya qiladi. Qizilo'ngachning mushak to'qimalari esa oziq-ovqatni siljitish jarayonida qat'iy muvofiqlashtirilgan harakatlarni amalga oshiradi. Shu sababli uning normal ishlashi oziq-ovqatning oshqozonga yetib borishidagi muammolarni oldini oladi.

Ayni paytda, qizilo'ngach kasalliklari ko'pincha bu normal faoliyatni buzadi. Masalan, gastroezofageal refluks kasalligi paytida oshqozon kislotasi qizilo'ngachga qaytib keladi va qizilo'ngach shilliq qavatini shikastlaydi. Bu holat doimiy yallig'lanish va yara paydo bo'lishiga sabab bo'ladi. Bunday kasalliklar vaqtida og'riq, yutish qiyinlishuvi, va boshqa noqulayliklar yuzaga keladi. Shu sababli, qizilo'ngach kasalliklari diagnostikasida shikoyatlar, klinik ko'rinishlar va maxsus tekshiruv usullari, jumladan endoskopiya va biopsiya muhim rol o'ynaydi.

Shu bilan birga, qizilo'ngach kasalliklari uchun asosiy xavf omillari ham aniqlangan. Ular orasida noto'g'ri ovqatlanish, surunkali stress, spirtli ichimliklar va sigaret iste'moli, ba'zi dorilarning uzoq muddatli qabul qilinishi, va ayrim infeksiyalar kabilar bor. Bu omillar qizilo'ngach shilliq qavatining shikastlanishiga, yallig'lanish va yaralar hosil bo'lishiga yordam beradi. Shuning uchun ham profilaktik chora-tadbirlar, jumladan sog'lom turmush tarzini qo'llab-quvvatlash, ovqatlanish tartibini yaxshilash va zararli odatlardan voz kechish kasalliklarni kamaytirishga yordam beradi.

Shunday qilib, qizilo'ngach kasalliklari zamonaviy tibbiyotda keng o'rganilayotgan va inson hayoti uchun jiddiy xavf tug'diradigan muammolardan biridir. Ularni o'z vaqtida aniqlash va samarali davolash nafaqat bemorning hayot sifatini yaxshilaydi, balki jiddiy asoratlarning oldini olishga ham xizmat qiladi. Shu sababli, bu mavzuni chuqur o'rganish va tahlil qilish juda muhimdir.

Qizilo'ngach kasalliklari inson hayotida ko'plab noqulayliklar va jiddiy sog'liq muammolarini keltirib chiqaradi. Ularning sabablarini, belgilari va davolash usullarini chuqur o‘rganish orqali, biz nafaqat kasalliklarni oldini olish, balki ularni samarali davolash imkoniga ega bo‘lamiz. Qizilo‘ngach kasalliklari tibbiyotda keng tarqalgan va ko‘p uchraydigan patologiyalar qatoriga kiradi. Bu kasalliklar nafaqat o‘z vaqtida aniqlanmasa, balki to‘g‘ri davolanmasa, hayot sifatining pasayishi va hatto o‘limga olib kelishi mumkin.

Qizilo‘ngachning asosiy funksiyasi ovqatni og‘iz bo‘shlig‘idan oshqozonga yetkazishdan iborat. Bu jarayon murakkab mushak harakatlari va nerv tizimi tomonidan boshqariladi. Qizilo‘ngachning ichki qavati maxsus hujayralardan tashkil topgan bo‘lib, u oziq-ovqatning mexanik va kimyoviy ta’siridan himoyalanishga xizmat qiladi. Bu himoya tizimi buzilganda, yallig‘lanish, yara yoki boshqa patologiyalar rivojlanadi. Shuning uchun qizilo‘ngach kasalliklari ko‘pincha uning ichki qavatining shikastlanishi bilan bog‘liq.

Qizilo‘ngach kasalliklarining asosiy sabablari ko‘p qirrali bo‘lib, ular orasida noto‘g‘ri ovqatlanish yetakchi o‘rin tutadi. Yog‘li, achchiq, qovurilgan va tez tayyorlanadigan ovqatlar qizilo‘ngach shilliq qavatini shikastlaydi, uni himoya qilish qobiliyatini pasaytiradi. Bundan tashqari, spirtli ichimliklar va sigaret iste’moli qizilo‘ngach kasalliklari xavfini oshiradi, chunki ular shilliq qavatini quritadi va yallig‘lanishga moyil qiladi. Stress va uzoq davom etadigan surunkali kasalliklar ham qizilo‘ngach funksiyasiga salbiy ta’sir ko‘rsatadi.

Bundan tashqari, ayrim dorilar, masalan, yallig‘lanishga qarshi steroidlar, aspirinning doimiy qabul qilinishi qizilo‘ngach shilliq qavatining shikastlanishiga olib kelishi mumkin. Shuningdek, infektsiyalar ham qizilo‘ngach kasalliklarida muhim o‘rin tutadi. Viruslar, bakteriyalar va zamburug‘lar qizilo‘ngach yallig‘lanishini chaqirishi mumkin, bu esa o‘z navbatida, kasallikning davomiyligi va og‘irligini oshiradi.

Qizilo‘ngach kasalliklarining klinik belgilariga ko‘pincha yutish qiyinligi, ko‘krak sohasida noqulaylik yoki og‘riq, oshqozon kislotasining qizilo‘ngachga qaytishi natijasida yuzaga keladigan nordonlik hissi kiradi. Ba’zi bemorlarda surunkali yo‘tal, ovozning o‘zgarmasi va o‘pkaga yiringli yallig‘lanish kabi asoratlar ham kuzatiladi. Bu belgilar kasallikning turi va og‘irligiga qarab farqlanadi, shuning uchun ularni to‘g‘ri tashxislash uchun mukammal tekshiruvlar zarur.

Diagnostika jarayonida eng ko‘p qo‘llaniladigan usullardan biri endoskopiyadir. Bu usul yordamida qizilo‘ngach ichki qavati to‘g‘ridan-to‘g‘ri ko‘riladi va zarur bo‘lsa, shilliq qavatdan namunalar olinadi. Bundan tashqari, rentgenografiya, manometriya va pH-metr kabi usullar ham kasallikni aniqlash va uning og‘irligini baholashda yordam beradi. Aniq tashxis qo‘yish samarali davolashni ta’minlash uchun zarur shartdir.

Qizilo‘ngach kasalliklarini davolashda bir nechta yondashuvlar mavjud. Dori-darmonlar yordamida oshqozon kislotasini kamaytirish, shilliq qavatni tiklash va yallig‘lanishni kamaytirish asosiy yo‘nalish hisoblanadi. Bundan tashqari, bemorning hayot tarzini o‘zgartirish, ovqatlanish tartibini to‘g‘rilash va zararli odatlardan voz kechish muhim hisoblanadi. Agar dori terapiyasi samara bermasa yoki kasallik jiddiy asoratlarga olib kelayotgan bo‘lsa, jarrohlik aralashuvlari ko‘rib chiqiladi.

Oldini olish choralari ham juda muhim. Qizilo‘ngach kasalliklarini profilaktika qilish uchun sog‘lom turmush tarzini qo‘llash, stressni kamaytirish, muntazam jismoniy faoliyat bilan shug‘ullanish, va ovqatlanishga e’tibor berish zarur. Shuningdek, har qanday noqulaylik va og‘riq paydo bo‘lsa, shifokorga murojaat qilish va o‘z vaqtida diagnostika o‘tkazish kasalliklarning rivojlanishini oldini oladi.

Hozirgi kunda qizilo‘ngach kasalliklari bo‘yicha tadqiqotlar davom etmoqda. Yangi diagnostika usullari va samarali davolash usullarini ishlab chiqish kasalliklarni yaxshiroq tushunishga va ularni samarali boshqarishga imkon beradi. Shu bilan birga, odamlarni bu kasalliklar haqida xabardor qilish, ularning salomatligini saqlashga yordam beradi.

Umuman olganda, qizilo‘ngach kasalliklari zamonaviy tibbiyotning muhim yo‘nalishlaridan biri hisoblanadi. Ularning o‘z vaqtida aniqlanishi, to‘g‘ri davolanishi va oldini olish choralarining qo‘llanilishi inson hayot sifatini sezilarli darajada yaxshilaydi. Shu bois, bu mavzuga alohida e’tibor qaratish va uni chuqur o‘rganish muhim ahamiyatga ega.

1-BOB. Qizilo‘ngach kasalliklarining umumiy tavsifi

1.1 Qizilo‘ngach anatomiyasi va funktsiyasi

Qizilo‘ngach (oesophagus) — bu og‘iz bo‘shlig‘i bilan oshqozon orasida joylashgan, oziq-ovqatni yutish jarayonida transport qiluvchi mushakli naycha bo‘lib, uning uzunligi o‘rtacha kattalarda 25-30 sm atrofida bo‘ladi. U ko‘krak qafasidan o‘tib, diafragma orqali qorin bo‘shlig‘iga kirib boradi va oshqozon bilan tutashadi. Qizilo‘ngachning asosiy vazifasi — og‘iz orqali yutilgan oziq-ovqatni va suyuqliklarni oshqozonga xavfsiz va samarali yetkazishdir. Bu jarayon sof mexanik emas, balki reflektor va mushaklarning muvofiqlashtirilgan harakati orqali yuzaga keladi.

Qizilo‘ngachning anatomik jihatdan uchta asosiy bo‘limi mavjud: bo‘yin qismi (pars cervicalis), ko‘krak qismi (pars thoracica) va qorin qismi (pars abdominalis). Bo‘yin qismi taxminan 5-6 sm uzunlikda bo‘lib, traxeyaning orqa tomonida joylashadi. Ko‘krak qismi taxminan 18-20 sm bo‘lib, yurak va o‘pka orasidan o‘tadi. Qorin qismi esa eng qisqa bo‘lim bo‘lib, diafragmadan keyin joylashgan 2-3 sm uzunlikdagi qismdir. Bu bo‘limlarning har biri o‘ziga xos anatomik munosabatlarga ega bo‘lib, ularga yaqin joylashgan organlar bilan murakkab funksional aloqalarda bo‘ladi.

Qizilo‘ngachning devori bir necha qatlamdan iborat: ichki qavat — shilliq qavat (tunica mucosa), uning ostidagi osti shilliq qavat (submucosa), mushak qavati (muscularis externa) va eng tashqi qatlam — adventitsiya (yoki qorin bo‘shlig‘ida peritoneum). Shilliq qavat ko‘p qatlamli yassi epiteliy bilan qoplangan bo‘lib, u oziq-ovqatning mexanik va kimyoviy ta’siridan himoya qilish vazifasini bajaradi. Shilliq osti qavatida esa kapillyarlar, limfa tomirlari, nerv tolalari va sekretsion bezlar joylashgan.

Mushak qavati qizilo‘ngach harakatining asosini tashkil qiladi. U ikki qavatdan iborat:

ichki halqasimon mushaklar va tashqi uzunlamas mushaklar. Bu mushaklar peristaltik to'lqinlar hosil qilib, oziq-ovqatni pastga — oshqozonga tomon harakatlantiradi. Mushak to'qimalarining yuqori qismi ko'proq chanoqcha mushaklaridan (skelet mushaklaridan), pastki qismi esa silliq mushaklardan tashkil topgan. Bu mushaklarning boshqarilishi avtonom nerv tizimi, ayniqsa, vagus (X juft) nervi orqali amalga oshiriladi. Qizilo'ngach mushaklarining ritmik qisqarishi (peristaltika) orqali oziq-ovqatni biror to'siqlarsiz va sekinliksiz oshqozonga uzatadi.

Qizilo'ngachda uchta asosiy fiziologik toraygan joy mavjud: yuqori qismda — yutakdan o'tish joyi (yuqori ezofageal sfinkter), ko'krak qismida — aorta va bronxlar bilan kesishgan joyi, va pastki qismda — diafragma orqali o'tgan joy (pastki ezofageal sfinkter). Ayniqsa, pastki ezofageal sfinkter juda muhim bo'lib, u oshqozondagi kislotalarning qizilo'ngachga qaytib chiqishini (refluks) oldini oladi. Ushbu sfinkter normal holatda yopiq turadi, faqat yutish vaqtida qisqa muddatga ochiladi.

Qizilo'ngach qon bilan yaxshi ta'minlangan. Uning yuqori qismini tiroideya arteriyasi va pastki bo'laklarini bronxial, aortal va gastrik arteriyalar orqali qon bilan ta'minlaydi. Venoz chiqish esa yuqori vena kava va pastki vena kava orqali amalga oshadi. Ayniqsa pastki qismlarda vena oqimi orqali portokaval anastomozlar mavjud bo'lib, bu joyda varikoz venalar rivojlanishi mumkin — ayniqsa jigar tsirrozi bo'lgan bemorlarda bu holat xavfli qon ketishlarga sabab bo'ladi.

Qizilo'ngachning limfa tizimi ham kasalliklarning tarqalishida muhim ahamiyatga ega. Ayniqsa, saraton holatlarida limfatik oqim yo'llari orqali metastazlar boshqa organlarga tarqalishi mumkin. Shu bois, qizilo'ngach atrofidagi limfa tugunlari, ayniqsa diagnostikada ahamiyatlidir.

Shuningdek, qizilo'ngachning nerv tizimi bilan ta'minlanishi ham muhim ahamiyatga ega. Avtonom (vegetativ) nerv tizimining simpatik va parasimpatik qismlari orqali qizilo'ngach faoliyati boshqariladi. Simpatik stimulyatsiya mushaklarni bo‘shashtirsa, parasimpatik (asosan vagus orqali) stimulyatsiya mushak qisqarishini faollashtiradi. Bundan tashqari, enterik nerv tizimi — ya’ni ichki asabiy tarmoq orqali ham mushak harakati muvofiqlashtiriladi.

Anatomiya jihatdan, qizilo‘ngachda homila davrida rivojlanish davomida yuzaga kelishi mumkin bo‘lgan tug‘ma nuqsonlar ham mavjud. Ular orasida eng ko‘p uchraydiganlari — atreziyalar (qizilo‘ngachning yopiq bo‘lishi), traxeo-ezofageal fistulalar (qizilo‘ngach va traxeya orasida g‘ayritabiiy bog‘lanishlar), va stenoziya (qizilo‘ngach torayishi). Ushbu patologiyalar yangi tug‘ilgan chaqaloqlarda tezda aniqlanishi va shoshilinch muolajalarni talab qiladi.

Yuqoridagi barcha jihatlar qizilo‘ngachning nafaqat oddiy mushakli naycha ekanini, balki murakkab va muvofiqlashtirilgan tizim bo‘lib, ovqat hazm qilish jarayonining ajralmas qismi ekanini ko‘rsatadi. Qizilo‘ngachning har qanday anatomik yoki funksional buzilishi inson hayot sifatiga bevosita ta’sir qiladi. Uning normal tuzilishi va funksiyasi organizmning umumiy salomatligida muhim o‘rin tutadi.

Qizilo‘ngach nafaqat murakkab anatomik tuzilishga ega, balki uning funksional faoliyati ham nihoyatda muhim va tartibga solingan fiziologik jarayonlarga asoslangan. Uning asosiy funksiyasi — og‘iz orqali olingan oziq-ovqat va ichimliklarni oshqozonga xavfsiz, muammosiz va doimiy ritmda yetkazib berishdan iborat. Bu jarayon yutish refleksi bilan boshlanadi va qator mushak qisqarishlari orqali amalga oshiriladi. Odatda, sog‘lom odamda bu jarayon bir necha soniyadan ko‘p vaqt olmaydi, lekin u bir nechta tizimlarning uyg‘un faoliyatini talab qiladi.

Yutish uch fazada amalga oshadi: og‘iz fazasi (irodaviy boshqariluvchi), yutak fazasi (reflektor) va qizilo‘ngach fazasi (avtonom reflektor). Qizilo‘ngach fazasi aynan mushak qisqarishlariga asoslanadi. Bu fazada peristaltik harakatlar boshlanadi — bu esa qizilo‘ngach mushaklarining muvofiqlashtirilgan ritmik qisqarish va bo‘shashishlaridir. Peristaltika tufayli og‘izdan tushgan oziq-ovqat to‘plami (bolus) asta-sekin pastga qarab siljiydi va oshqozonga yetib boradi.

Qizilo‘ngach mushak devori ikki xil mushak to‘qimasi — yuqori qismida chanoqcha (skelet) mushaklari, pastki qismida esa silliq mushaklar bilan qoplangan. Skelet mushaklari markaziy asab tizimi tomonidan boshqariladi, bu esa boshlang‘ich yutish refleksini ta’minlaydi. Silliq mushaklar esa vegetativ nerv tizimi tomonidan avtomatik boshqariladi, bu qizilo‘ngachning avtomatik harakatini kafolatlaydi. Ayniqsa vagus nervi va enterik nerv tizimi (ichki asab tarmog‘i) bu jarayonlarda yetakchi rol o‘ynaydi.

Peristaltik to‘lqin birinchi navbatda boshlang‘ich harakat bo‘lib, agar oziq-ovqat to‘plami to‘liq o‘tmasa, ikkilamchi peristaltik to‘lqinlar ishga tushadi. Uchinchi peristaltik to‘lqin esa, qizilo‘ngach bezlarining sekretsiyasi orqali yuzaga keladi. Bu mexanizm oziq-ovqatni har qanday to‘siqlarsiz va qizilo‘ngach shilliq qavatiga zarar yetkazmasdan oshqozonga yetkazishga xizmat qiladi. Qizilo‘ngachda bezlar tomonidan ajratiladigan shilimshiq (mukus) oziq-ovqatni sirg'aluvchan qilish orqali bu harakatni yengillashtiradi va qizilo'ngach devorini shikastlanishdan himoya qiladi.

Qizilo'ngachning ikki tomonida joylashgan sfinkterlar ham muhim funksiyalarni bajaradi. Yuqori ezofageal sfinkter (UES) — yutak bilan qizilo'ngach o'rtasida joylashgan, asosan skelet mushaklaridan iborat bo'lib, bu sfinkter yutishdan tashqari paytda yopiq holatda bo'ladi va havo yutishni oldini oladi. Pastki ezofageal sfinkter (LES) esa — qizilo'ngach bilan oshqozon o'rtasida joylashgan bo'lib, u oshqozon kislotasining qizilo'ngachga qaytib chiqmasligi uchun mas'uldir. LESning yetarlicha yopilmasligi gastroezofageal refluks kasalligiga sabab bo'ladi. LESning normal funksiyasi oshqozon muhitining qizilo'ngach shilliq qavatiga zarar yetkazishini oldini oladi.

Qizilo'ngachda yuzaga kelishi mumkin bo'lgan har qanday funksiya buzilishi — ya'ni peristaltikaning sekinlashishi, sfinkterlarning zaiflashuvi yoki shilliq qavatning shikastlanishi

— ovqat hazm qilish tizimining ishlashiga salbiy ta'sir ko'rsatadi. Ayniqsa pastki sfinkterning zaifligi natijasida oshqozondagi kislota qizilo'ngachga qaytadi va u yerda yallig'lanishga, shikastlanishga, oxir-oqibat esa qattiq asoratlarga olib keladi.

Qizilo'ngachda faoliyat yurituvchi himoya mexanizmlari ham mavjud. Ular orasida asosiylari quyidagilar: mukus sekretsiyasi (himoya qavati yaratadi), peristaltik to'lqinlar (zaharli moddalarni pastga itaradi), va LES funksiyasi (kislotalarning orqaga chiqishiga to'sqinlik qiladi). Shuningdek, qizilo'ngachning epiteliy hujayralari juda tez yangilanadi, bu esa har qanday zararli ta'sirga tezda javob qaytarish imkonini beradi. Biroq, bu hujayralarning surunkali shikastlanishi ularning metaplaziyasiga — ya'ni Barrett ezofagusi kabi holatlarga olib kelishi mumkin.

Qizilo'ngach funksiyalarini nazorat qilishda neyro-gumoral omillar ham muhim rol o'ynaydi. Masalan, gastrin, sekretin, va motilin kabi ichak gormonlari qizilo'ngach mushaklarining qisqaruvchanligiga bevosita ta'sir qiladi. Stress, og'riq, yoki ayrim dorilar (masalan, antikolinergiklar, nitratlar) qizilo'ngach mushaklarining tonusini pasaytiradi, bu esa LES faoliyatini izdan chiqaradi.

Funksional jihatdan qizilo'ngach faqat oziq-ovqat tashuvchi oddiy naycha emas. U — sezuvchan, tashqi omillarga tezda javob qaytara oladigan, murakkab nazorat ostida ishlovchi tizimdir. Bemorning holati, ruhiy-emotsional holati, iste'mol qilinayotgan ovqatlar va ichimliklar, hattoki yotgan yoki o'tirgan holati ham qizilo'ngach faoliyatiga bevosita ta'sir ko'rsatishi mumkin. Masalan, bemor yotgan holatda bo'lsa, peristaltika kuchsizroq bo'ladi va LES bosimi kamayadi. Shu sababli gastroezofageal refluksda bemorga tik yotmaslik yoki yostiq balandligini oshirish tavsiya qilinadi.

Xulosa qilib aytganda, qizilo'ngachning funksional tizimi butun ovqat hazm qilish tizimining boshlang'ich bosqichi bo'lib, uni mukammal ishlashi organizmning umumiy salomatligida muhim ahamiyatga ega. Har qanday funksional buzilish — oddiy yutish qiyinchiligidan tortib, surunkali og‘riq va yallig‘lanishgacha bo‘lgan holatlarga olib kelishi mumkin. Shu sababli bu tizimning normal faoliyatini saqlash, ayniqsa zamonaviy hayot tarzida, katta e’tiborni talab qiladi.

1.2 Kasalliklarning sabablari va turlari

Qizilo'ngach kasalliklari ko'p omilli va murakkab mexanizmlar orqali yuzaga keladigan patologik holatlardandir. Ularning rivojlanishiga turli ichki va tashqi omillar sabab bo'ladi. Qizilo'ngach kasalliklarining etiologiyasini chuqur o'rganish ularni oldini olish va to'g'ri davolash strategiyalarini ishlab chiqishda muhim ahamiyat kasb etadi. Bu kasalliklarning asosiy sabablari orasida noto'g'ri ovqatlanish, hayot tarzi, stress, ayrim dorilar, infeksiyalar, tug'ma nuqsonlar va ichki kasalliklar kiradi. Har bir omil qizilo'ngachga turli darajada ta'sir ko'rsatadi va o'ziga xos klinik manzarani keltirib chiqaradi.

Oziqlanish odatlarining buzilishi qizilo'ngach kasalliklarining eng keng tarqalgan sabablaridan biridir. Ayniqsa, yog'li, achchiq, qovurilgan yoki konservalangan ovqatlar, shuningdek juda issiq yoki juda sovuq taomlar qizilo'ngach shilliq qavatiga zarar yetkazadi. Tez-tez va tartibsiz ovqatlanish, yotishdan oldin ovqat iste'mol qilish, haddan tashqari to'q ovqatlanish — bularning barchasi qizilo'ngachning peristaltikasiga va pastki ezofageal sfinkterning tonusiga salbiy ta'sir ko'rsatadi. Bu holat uzoq muddat davom etsa, qizilo'ngach yallig'lanishiga, gastroezofageal refluksga, hatto Barrett ezofagusi kabi og'ir patologiyalarga olib kelishi mumkin.

Spirtli ichimliklar va tamaki mahsulotlari iste'moli ham qizilo'ngach kasalliklari rivojida muhim rol o'ynaydi. Etanol qizilo'ngach shilliq qavatini quruqlashtiradi, himoya qatlamini yemiradi va shikastlanish xavfini oshiradi. Chekish esa nafaqat qizilo'ngachning epiteliy hujayralariga to'g'ridan-to'g'ri zarar yetkazadi, balki sfinkterlarning normal ishlashini izdan chiqaradi. Nikotin LES (pastki ezofageal sfinkter) bosimini pasaytiradi, natijada oshqozon kislotasi qizilo'ngachga osonlik bilan chiqib, uning yallig'lanishiga sabab bo'ladi. Bundan tashqari, chekuvchilarda qizilo'ngach saratoni rivojlanish xavfi yuqori bo'ladi, ayniqsa uzoq yillar davomida chekilgan bo'lsa.

Stress va emotsional holat ham qizilo‘ngach salomatligiga sezilarli ta’sir ko‘rsatadi. Psixologik bosim, xavotir, depressiya va doimiy charchoq holati vegetativ asab tizimining disbalansiga olib keladi. Bu esa peristaltika buzilishiga, yutish qiyinchiligiga yoki hatto psixogen disfagiya (psixologik yutish qiyinligi)ga sabab bo‘lishi mumkin. Ayrim hollarda bemor o‘zida organik sabablar bo‘lmagan holda qizilo‘ngach sohasida og‘riq yoki diskomfort sezadi. Bu holat “ezofageal gipertenziya” yoki “funktsional ezofageal kasalliklar” deb ataladi va odatda stress bilan bog‘liq bo‘ladi.

Ba’zi dorilar ham qizilo‘ngach salomatligiga salbiy ta’sir ko‘rsatadi. Ayniqsa, yallig‘lanishga qarshi nosteroid dorilar (masalan, ibuprofen, aspirin), antibiotiklar (doksitsiklin), kaliy preparatlari va temir preparatlari noto‘g‘ri yoki uzoq muddat qabul qilinsa, qizilo‘ngach shilliq qavatini shikastlashi mumkin. Ular qizilo‘ngachda lokal yallig‘lanish, eroziya yoki yara hosil bo‘lishiga olib keladi. Ba’zida bu dori vositalar to‘g‘ridan-to‘g‘ri shilliq qavat bilan uzoq vaqt aloqa qilsa, "doriviy ezofagit" deb ataluvchi holat rivojlanadi. Bu ayniqsa yotgan holatda dori ichgan bemorlarda ko'proq kuzatiladi.

Qizilo'ngach kasalliklariga olib keluvchi yana bir muhim omil — infeksiyalar. Viruslar (masalan, gerpes simplex virusi), zamburug'lar (Candida albicans), va ba'zi bakteriyalar immuniteti zaiflashgan bemorlarda qizilo'ngachni yallig'lantirishi mumkin. Ayniqsa OIV-infeksiyali bemorlarda kandidozli ezofagit juda keng tarqalgan. Infeksion ezofagitlar odatda og'riqli yutish, isitma, holsizlik va ko'krak sohasida diskomfort bilan namoyon bo'ladi. Ular maxsus antiviral, antibakterial yoki antifungal davolashni talab qiladi.

Qizilo'ngachning kasalliklariga olib keluvchi yana bir omil — ichki organlar patologiyalari bilan bog'liq. Masalan, jigar sirrozi natijasida paydo bo'ladigan portal gipertenziya qizilo'ngach venalarining kengayishiga (ezofageal varikoz) sabab bo'ladi. Bu esa o'z navbatida og'ir va hayot uchun xavfli qon ketishlar bilan namoyon bo'ladi. Sklerodermiya kabi otoimmum kasalliklar ham qizilo'ngach mushak qatlamini shikastlab, uning peristaltikasini izdan chiqaradi. Bu holatda oziq-ovqat oshqozonga yetib borolmaydi va qizilo'ngachda turg'unlik hosil bo'ladi.

Tug'ma nuqsonlar ham qizilo'ngach kasalliklarining muhim etiologik omillaridan biri hisoblanadi. Qizilo'ngach atreziyasi, traxeo-ezofageal fistula va stenoziya kabi holatlar yangi tug'ilgan chaqaloqlarda aniqlanadi va ularning ko'pchiligi jarrohlik aralashuvni talab qiladi. Bunday kasalliklar erta tashxis qo'yilmasa, hayot uchun xavfli bo'lishi mumkin.

Shuningdek, o'smalar (neoplaziyalar) ham qizilo'ngach kasalliklari qatoriga kiradi. Qizilo'ngachning benign (yaxshi sifatli) o'smalari kam uchraydi, lekin malign (yomon sifatli) o'smalar, ya'ni saraton kasalligi xavfli va o'lim darajasi yuqori bo'lgan patologiyalardan biridir. Qizilo'ngach saratoni ko'pincha kech bosqichda aniqlanadi, chunki dastlabki bosqichda simptomlar sezilmaydi yoki oddiy holat deb o‘ylab e’tibor berilmaydi. Bu kasallikda disfagiya, vazn yo‘qotish, kuchli og‘riq, va ovqatlanishga nisbatan nafrat kabi belgilari kuzatiladi. Saraton rivojlanishiga ko‘pincha surunkali ezofagit, Barrett ezofagusi va boshqa surunkali kasalliklar zamin hozirlaydi.

Qizilo‘ngach kasalliklariga olib keluvchi omillar ko‘p qirrali bo‘lib, ular orasida tashqi muhit, organizmning ichki holati, genetik omillar va immunitet tizimi holati o‘zaro bog‘liq tarzda ta’sir qiladi. Har bir omilning o‘rni individual bemorda farq qilishi mumkin, shuning uchun to‘liq anamnez yig‘ish va chuqur diagnostika muhim ahamiyatga ega. Ayniqsa zamonaviy hayot tarzida ovqatlanish tartibining buzilishi, ruhiy bosimlar va ekologik muhitning yomonlashuvi bu kasalliklarning keng tarqalishiga zamin yaratmoqda.

Qizilo‘ngach kasalliklari turli sabablarga ko‘ra yuzaga keladi va ularning klinik ko‘rinishlari, rivojlanish mexanizmlari hamda xavf darajasi bir-biridan keskin farq qiladi. Qizilo‘ngach kasalliklarini sabablari orqali turlarga ajratish tibbiy amaliyotda keng qo‘llaniladi. Bu kasalliklarning asosiy turlari orasida **refluks kasalligi**, **ezofagit**, **ezofageal yaralar**, **barier holatlar**, **motorik buzilishlar**, **infeksion ezofagitlar**, **tumorlar** (yaxshi va yomon sifatli), hamda **funktsional kasalliklar** mavjud. Endi ularni batafsil ko‘rib chiqamiz.

Eng keng tarqalgan qizilo‘ngach kasalliklaridan biri bu **gastroezofageal refluks kasalligi (GERK)** hisoblanadi. Bu holatda oshqozon kislotasi yoki boshqa oshqozon tarkibidagi moddalar qizilo‘ngachga qaytib chiqadi va shilliq qavatni shikastlaydi. GERK ning asosiy sababi — pastki ezofageal sfinkterning bo‘shashganligi yoki yaxshi yopilmasligidir. Bemorlar ko‘pincha ko‘krak sohasida achishish, nordonlik, og‘riq, yutishda qiyinchilik, qattiq gaz chiqarish yoki surunkali yo‘tal kabi belgilar bilan shikoyat qiladilar. Refluks doimiy takrorlansa, qizilo‘ngachda eroziyalar, yaralar yoki Barrett ezofagusi kabi og‘ir holatlar yuzaga keladi. Ushbu kasallik semizlik, noto‘g‘ri ovqatlanish, giyohvand moddalar, va ayrim gormonal o‘zgarishlar bilan chambarchas bog‘liq.

GERK asoratlaridan biri bu **ezofagit**dir — ya'ni qizilo‘ngachning yallig‘lanishi. Ezofagit yengil yallig‘lanishdan tortib, qizilo‘ngach shilliq qavatining chuqur shikastlanishigacha yetkazuvchi jarayon bo‘lishi mumkin. Ezofagitning sabablari orasida gastroezofageal refluks, infeksiyalar, kimyoviy moddalar (masalan, bijg‘ituvchi dorilar), ba’zida esa kuchli allergik reaktsiyalar (eozinofilik ezofagit) ham bo‘lishi mumkin. Klinik belgilar — og‘riqli yutish, ko‘krakda yonish, ovqatni yutishda kechikish va hatto og‘iz bo‘shlig‘iga nordonlik chiqishi ko‘rinishida namoyon bo‘ladi.

Yana bir muhim kasallik turi — **qizilo‘ngach yaralari**. Ular odatda GERK yoki doriviy ezofagit oqibatida yuzaga keladi. Yaralar qizilo‘ngach shilliq qavatining chuqur qatlamlarini shikastlab, qon ketish, teshilish va chandiqlarning paydo bo‘lishiga olib keladi. Uzoq davom etgan yaralar natijasida qizilo‘ngach torayib, disfagiya (yutishda qiyinchilik) kuchayadi. Yaralar ayniqsa, aspirin va boshqa yallig'lanishga qarshi dorilarni uzoq muddat, noto'g'ri qabul qilgan bemorlarda ko'p uchraydi.

Barrett ezofagusi esa — qizilo'ngach kasalliklari orasida saraton oldi holat sifatida alohida o'rganiladi. Bu kasallikda uzoq davom etgan GERK natijasida qizilo'ngachning normal shilliq qavati metaplaziya (yangi turdagi to'qima bilan almashtirilishi)ga uchraydi. Ya'ni, shilliq qavat oshqozon yoki ichak epiteliyiga o'xshash to'qima bilan o'zgaradi. Bu holat ayniqsa erkaklar, semiz kishilar va uzoq muddat refluksdan aziyat chekayotganlar orasida keng tarqalgan. Barrett ezofagusi — qizilo'ngach adenokarsinomasi uchun xavf omili hisoblanadi, shuning uchun u muntazam kuzatuv va biopsiyalarni talab qiladi.

Qizilo'ngachning **motorik buzilishlari** ham alohida kasallik guruhi sifatida qaraladi. Ularga eng tipik misol — **akalaziya** bo'lib, bu holatda qizilo'ngachning peristaltikasi buziladi va pastki sfinkter ovqat o'tishini ta'minlay olmaydi. Akalaziya natijasida oziq-ovqat qizilo'ngachda to‘planib, shish, og‘riq va yutishda jiddiy qiyinchiliklar keltirib chiqaradi. Shuningdek, qizilo‘ngachning diffuz spazmlari, nutcracker esophagus (qattiq mushak spazmlari), va hipomotilitet (harakat yetishmovchiligi) sindromlari ham mavjud.

Qizilo‘ngachning **infeksion kasalliklari** odatda immuniteti pasaygan bemorlarda uchraydi. Candida zamburug‘i, gerpes virusi, sitomegalovirus va ba’zi bakteriyalar qizilo‘ngachni yallig‘lantiradi. Kandidozli ezofagit oq oqmalar, og‘riqli yutish va og‘izda achishish bilan namoyon bo‘ladi. Bu holat ayniqsa OIV, saraton, gematologik kasalliklar bilan kasallangan yoki sitotoksik davolovchi bemorlarda keng tarqalgan.

Yaxshi sifatli o‘smalarga **leiomioma**, **fibroma**, **lipoma** va **angioma** kabi o‘smalar kiradi. Ular ko‘pincha simptomsiz o‘sadi va faqat katta hajmga yetganda klinik belgilar beradi. Bunday holatlarda disfagiya yoki ko‘krakda bosim hissi paydo bo‘ladi. Yaxshi sifatli o‘smalar endoskopik yoki jarrohlik yo‘li bilan olib tashlanadi.

Qizilo‘ngach saratoni esa juda xavfli va hayot uchun xavfli kasallikdir. Asosan ikkita shakli mavjud: yassi hujayrali karsinoma va adenokarsinoma. Yassi hujayrali shakli odatda chekish va spirtli ichimliklar bilan bog‘liq, adenokarsinoma esa ko‘pincha Barrett ezofagusi bilan. Qizilo‘ngach saratoni kech aniqlangan holatlarning aksariyati boshqa a’zolarga metastaz bergan bo‘ladi, bu esa davolashni qiyinlashtiradi. Saraton ko‘pincha disfagiya, vazn yo‘qotish, qon ketish va umumiy holsizlik bilan boshlanadi.

Qizilo‘ngachning **funktsional kasalliklari** esa hech qanday anatomik yoki biokimyoviy nuqson bo‘lmagan holatlarda yuzaga keladi. Funktsional disfagiya, nutqni buzilishi, yoki ko‘krakda noma’lum og‘riq tarzida namoyon bo‘lishi mumkin. Ular asosan psixosomatik omillar bilan bog‘liq bo‘ladi va ruhiy-psixologik yordam bilan davolanadi.

Yana bir kasallik — **Mallory-Weiss sindromi** bo‘lib, bu kuchli qusishdan so‘ng qizilo'ngach-oshqozon birikma qismidagi shilliq qavat yirtilib, qon ketishiga olib keladi. Bu holat spirtli ichimlikni suiiste'mol qiluvchilar, homilador ayollar yoki kuchli yo'tal bilan aziyat chekuvchilarda ko'p kuzatiladi.

Yuqorida keltirilgan turlar orqali ko'rinadiki, qizilo'ngach kasalliklari sabablari va shakllari juda xilma-xildir. Har bir tur o'ziga xos patogenez, klinik manzara, tashxis va davolash usullariga ega. Tibbiyotda ushbu kasalliklarni to'g'ri tasniflash va sabablari bo'yicha ajratish bemorga eng samarali yondashuvni tanlash imkonini beradi. Aynan shu holat qizilo'ngach kasalliklari bilan kurashishda muvaffaqiyatning kalitidir.

1.3 Kasalliklarning klinik belgilar va diagnostikasi

Qizilo‘ngach kasalliklarining klinik belgilari ko‘p hollarda asta-sekinlik bilan namoyon bo‘lib, bemor tomonidan avvaliga e’tiborga olinmaydi. Bunday belgilarning dastlabki bosqichdagi befarqligi kasallikning kech aniqlanishiga va og‘ir asoratlar bilan kechishiga olib keladi. Biroq bu belgilarni erta bosqichda aniqlash, kasallikni to‘g‘ri tashxislash va vaqtida davolash imkonini beradi. Klinik belgilar asosan qizilo‘ngachning anatomik va funksional tuzilishiga bog‘liq bo‘lib, yallig‘lanish, kislotali ta’sir, infeksiyalar yoki o‘simtalar natijasida yuzaga chiqadi. Odatda, bemorlar yutishda noqulaylik, og‘riq, ko‘krak sohasida achishish, nordonlik hissi, surunkali yo‘tal yoki qayt qilish kabi shikoyatlar bilan shifokorga murojaat qilishadi.

Qizilo‘ngach kasalliklarida eng ko‘p uchraydigan belgilar – bu disfagiya, ya’ni yutishning qiyinlashishidir. Disfagiya boshlang‘ich bosqichlarda faqatgina qattiq ovqat yutishda seziladi, biroq kasallik og‘irlashgan sari suyuq ovqatlarni ham yutish mushkullashadi. Bu holat ko‘pincha qizilo‘ngachning torayishi, yallig‘lanish, o‘smalar yoki motorika buzilishi sababli yuzaga keladi. Ba’zida bemor og‘izdan oshqozongacha bo‘lgan yo‘lda ovqat qayerdadir to‘xtab qolgandek his qiladi. Bu esa yutish refleksining buzilganligini yoki mexanik to‘siq borligini bildiradi. Ayniqsa, disfagiyaga og‘riq qo‘shilganda, bu jiddiy yallig‘lanish yoki o‘simta belgisi bo‘lishi mumkin.

Boshqa keng tarqalgan belgi – bu ko‘krak sohasida og‘riq yoki yonish hissidir. Bu odatda yurak og‘rig‘i bilan aralashadi va ba’zan noto‘g‘ri tashxis qo‘yilishiga sabab bo‘ladi. Refluks ezofagitda bu belgi ayniqsa ovqatdan keyin, yotgan holatda, tanani bukib ishlaganda yaqqol seziladi. Og‘riqning xarakteri kuydiruvchi, siquvchi bo‘lib, u orqaga, yelka yoki bo‘yinga ham tarqalishi mumkin. Bunday holatlarda yurak bilan bog‘liq kasalliklardan farqlash uchun EKG, kardio testlar o‘tkaziladi. Qizilo‘ngach og‘rig‘i esa odatda antatsid dori ichganda kamayadi, bu diagnostik jihatdan farqlashda yordam beradi.

Regurgitatsiya ham qizilo‘ngach kasalliklarining muhim belgilaridan biri hisoblanadi. Bu holatda ovqat yoki suyuqlik qizilo‘ngachdan orqaga, og‘izga qaytadi. Bu ko‘pincha pastki ezofageal sfinkterning yetarli darajada yopilmasligi, ya’ni LES disfunktsiyasi sababli yuzaga keladi. Bu simptom ayniqsa gastroezofageal refluks kasalligida (GERK) keng uchraydi. Ba’zi hollarda regurgitatsiya kechasi yotgan paytda yuz beradi va bemor uyg‘onib ketadi. Bu simptom aspiratsiya xavfini oshiradi va o‘pka yallig‘lanishiga olib kelishi mumkin.

Surunkali yo‘tal, ovoz o‘zgarishi, tomoqda tirnash hissi ham qizilo‘ngach kasalliklarida uchraydi, ayniqsa bu belgilar GERK bilan bog‘liq bo‘ladi. Refluks tufayli kislotali kontent yuqoriga chiqib, nafas yo‘llarini, ayniqsa tomoq va halqumni tirnash xususiy qiladi. Buning natijasida bemorda doimiy yo‘tal, ovozda o‘zgarish, hatto ba'zan astmaga o'xshash simptomlar paydo bo'ladi. Bu holatlar ayniqsa pediatriyada xavflidir, chunki bolalarda bunday belgilar o'pka yallig'lanishi yoki bronxit bilan adashtirilishi mumkin. Shuningdek, qizilo'ngachdan kislota yuqoriga chiqib, burun-halqumga yetganida, sinusit yoki quloq og'riqlari ham paydo bo'lishi mumkin.

Qizilo'ngach kasalliklarining yana bir xavfli belgisi – qon ketishi yoki qusishda qon ko'rinishi. Bu odatda yiringli ezofagit, yara yoki o'simtalarning rivojlanishi bilan bog'liq bo'ladi. Bemor qonli qusish, qoramtir najas (melena) yoki temir tanqisligi anemiyasi bilan shifokorga murojaat qiladi. Bu belgilar o'z vaqtida aniqlanmasa, hayot uchun xavfli bo'lgan holatga olib keladi. Ba'zida esa qon ketishi yashirin kechib, faqat tekshiruvlar paytida anemiya aniqlangach seziladi. Shuningdek, ba'zi hollarda qizilo'ngachdagi shikastlanishlar nafas yetishmovchiligi, qisqa nafas olish yoki ko'krak qafasida siqilish holatlarini keltirib chiqaradi. Bu ayniqsa keksa bemorlarda yurak kasalliklari bilan aralashib ketganida diagnostik jihatdan murakkablik tug'diradi. Bunday holatlarda gastroenterolog va kardiolog hamkorligida keng qamrovli tekshiruvlar o'tkazilishi zarur bo'ladi.

Bemorlar ba'zida vazn yo'qotish, ishtahaning yo'qolishi, umumiy holsizlik, charchoq, asabiylik, depressiv kayfiyat bilan ham murojaat qilishadi. Bu simptomlar doim ham to'g'ridan-to'g'ri qizilo'ngach kasalligiga ishora qilmaydi, biroq surunkali og'riq va yutishdagi noqulayliklar oqibatida bemor ovqat qabul qilishni kamaytiradi, bu esa moddalar almashinuvida izdan chiqishlarga olib keladi.

Klinik belgilarni to'g'ri tahlil qilish uchun batafsil anamnez yig'ish, simptomlarning boshlanish vaqti, davomiyligi, holatga ta'sir qiluvchi omillar, avvalgi davolanishlar va ularning samarasini aniqlash zarur. Har bir simptom o'ziga xos ahamiyatga ega bo'lib, ularning kombinatsiyasi kasallikning turini aniqlashga yordam beradi. Diagnostikada esa bu belgilar asosida tekshiruv usullari tanlanadi va to'g'ri tashxis qo'yish uchun yo'l ochiladi.

Qizilo‘ngach kasalliklarining klinik belgilarini aniqlashdan so‘ng, ularni to‘g‘ri tashxislash va aniqlash uchun diagnostika usullari muhim o‘rin tutadi. Diagnostika jarayoni kasallikning turini, bosqichini, qizilo‘ngachning anatomik va funksional holatini aniqlashga qaratilgan. Buning uchun bir nechta usullar qo‘llaniladi, ular orasida eng ko‘p foydalaniladiganlari – rentgenografiya, endoskopiya, manometriya, pH-metr va biopsiya hisoblanadi.

Rentgenografiya qizilo‘ngach kasalliklarini aniqlashda dastlabki va eng keng tarqalgan usuldir. Bemorga rentgen kontrasti sifatida barium sulfat ichiriladi va rentgen apparati yordamida qizilo‘ngachning shakli, tor joylari, yallig‘lanish joylari yoki o‘simtalar mavjudligi aniqlanadi. Ushbu usul orqali disfagiya sababi, masalan, torayish (striktura), kistalar, yallig‘lanish yoki o‘simtalar aniqlanadi. Rentgenogramma yutish jarayonini ko‘rsatadi, qizilo‘ngachning motiliteti va boshqa patologik holatlarni ko‘rsatadi. Biroq, bu usulda yumshoq to‘qimalar holati aniq ko‘rsatilmasligi mumkin, shuning uchun qo‘shimcha tekshiruvlar talab etiladi.

Endoskopiya – bu qizilo‘ngach ichki yuzasini to‘g‘ridan-to‘g‘ri ko‘rish imkonini beruvchi diagnostika usuli bo‘lib, shifokorga yallig‘lanish, yaralar, o‘simtalar va boshqa patologik o‘zgarishlarni aniqlashga yordam beradi. Endoskop yordamida shuningdek, biopsiya olish mumkin, bu esa kasallikning sababini, ayniqsa o‘simtalar yoki yallig‘lanishlarning sababi haqida aniq ma’lumot beradi. Endoskopiya ko‘pincha GERK, ezofagit, Barret ezofagusi va qizilo‘ngach saratoni diagnostikasida qo‘llaniladi. Bu usul bemorga minimal noqulaylik bilan amalga oshiriladi va yuqori aniqlikda natija beradi.

Qizilo‘ngach manometriyasi qizilo‘ngach mushaklarining motor funktsiyasini o‘rganish uchun ishlatiladi. Bu usulda qizilo‘ngachning yuqori, pastki sfinkterlari va mushaklarning qisqarish kuchi, tartibi va koordinatsiyasi baholanadi. Manometriya yordamida disfagiya sabablaridan biri bo‘lgan motilitet buzilishlari, spazmlar va sfinkter funksiyasining pasayishi aniqlanadi. Bu usul ayniqsa qizilo‘ngachning motor kasalliklarini, masalan, achalaziyani tashxislashda muhimdir.

pH-metr qizilo‘ngachda kislota refluksining darajasini o‘lchash uchun ishlatiladi. Maxsus sensor yordamida qizilo‘ngachning pastki qismida kislota miqdori va uning qaysi vaqt oralig‘ida oshishi aniqlanadi. Bu usul GERK diagnostikasida muhim ahamiyatga ega, chunki kasallik ko‘p hollarda klinik belgilar bilan boshqacha kasalliklar bilan adashtirilishi mumkin. pH-metr orqali kislota refluksining intensivligi va davomiyligi aniqlanadi, bu esa davolash strategiyasini belgilashda yordam beradi.

Biopsiya – qizilo‘ngachning shikastlangan joyidan kichik to‘qima namunasi olish va uni mikroskop ostida tekshirish usulidir. Bu usul orqali yallig‘lanishning turi, o‘simta mavjudligi yoki o‘zgarishlar sababini aniqlash mumkin. Ayniqsa saraton kasalliklarida biopsiya asosiy diagnostik vosita hisoblanadi. Olingan namunalar histologik, immunohistokimyoviy va molekulyar tadqiqotlar uchun yuboriladi.

Qo‘shimcha ravishda, kompyuter tomografiyasi (KT) va magnit-rezonans tomografiya (MRT) qizilo‘ngach atrofidagi to‘qimalar holatini, limfa tugunlari va o‘simtalar tarqalishini aniqlash uchun qo‘llaniladi. Bu usullar ayniqsa saraton yoki murakkab yallig‘lanish holatlarida kerak bo‘ladi.

Differensial diagnostika qizilo‘ngach kasalliklarini yurak, o‘pka, oshqozon va boshqa qo‘shni organlar kasalliklaridan ajratishga yordam beradi. Masalan, ko‘krak sohasidagi og‘riq yurak kasalliklari bilan aralashmasligi uchun EKG, koronar angiografiya va boshqa kardiologik tekshiruvlar o‘tkaziladi. Surunkali yo‘tal esa bronxit, astma, o‘pka fibrozisi kabi kasalliklar bilan ajratiladi.

Kasalliklarni aniqlashda klinik belgilarning aniq tavsifi va diagnostika usullarining to‘g‘ri tanlanishi muhim ahamiyatga ega. Bemorning umumiy holati, kasallik tarixi, simptomlarning xarakteri va davomiyligi, shuningdek, tekshiruv natijalari asosida to‘liq tashxis qo‘yiladi va samarali davolash rejalashtiriladi. Diagnostik jarayonning samaradorligi kasallikning kechikmasdan aniqlanishi va asoratlarning oldini olishga yordam beradi.

2-BOB. Asosiy qizilo'ngach kasalliklari va ularning tavsifi

2.1 Refluks va gastroezofageal kasallik

Qizilo'ngach kasalliklari orasida eng ko'p uchraydigan va eng keng tarqalgan patologiyalardan biri — reflüks kasalligi hisoblanadi. Reflüks — oshqozondan qizilo'ngachga oshqozon kislotasi va boshqa oshqozon suyuqliklarining qaytishi holatidir. Bu hodisa normal sharoitda qizilo'ngachning pastki sfinkteri, ya'ni qizilo'ngach-oshqozon sohasidagi mushak qismi tomonidan nazorat qilinadi. Agar ushbu sfinkterning funksiyasi buzilsa yoki kuchi zaiflashsa, oshqozon ichidagi kislota qizilo'ngachga qaytib keladi va uning shilliq qavatini shikastlaydi. Natijada, gastroezofageal reflüks kasalligi (GERK) yuzaga keladi.

GERK rivojlanishining asosiy sababi sifatida pastki qizilo'ngach sfinkterining disfunksiyasi ko'rsatiladi. Ushbu mushak mushaklarning normal qisqarishi va bo'shashi natijasida oziq-ovqat oshqozonga o'tadi, ammo kislotaning qaytib kelishining oldi olinadi. Agar bu mexanizm ishlamasa, oshqozon kislotasi va boshqa oshqozon tarkibidagi moddalarning qizilo'ngachga qaytishi ko'p va uzoq davom etadigan yallig'lanishga olib keladi.

Bundan tashqari, qizilo'ngachning mexanik xususiyatlari va anatomik holati ham GERK paydo bo'lishida muhim rol o'ynaydi. Masalan, diafragma teshigi (gelyuysher naryvasi) kengayishi natijasida qizilo'ngach pastki qismi diafragma orqasidan oshqozonga to'liq ko'chib ketishi mumkin, bu holat "gelyuysher xirurgiyasi" yoki "gelyuysher herniyasi" deb ataladi. Bu holat qizilo'ngach va oshqozon orasidagi normal anatomik chegara buzilishiga olib keladi va oshqozon kislotasining qizilo'ngachga qaytishini osonlashtiradi.

GERK sabablari orasida ovqatlanish odatlari ham katta ahamiyatga ega. Yog'li, achchiq, qovurilgan va tez tayyorlanadigan ovqatlar, shuningdek, spirtli ichimliklar va sigaret iste'moli pastki sfinkterning tonusini pasaytirib, reflüks xavfini oshiradi. Stress, ortiqcha vazn va ba'zi dorilar ham ushbu kasallik rivojlanishiga turtki bo'ladi.

Reflüks holati odamlar orasida keng tarqalgan bo'lib, ko'plab bemorlar uni engil, vaqtinchalik noqulaylik sifatida qabul qiladi. Ammo ushbu kasallikning davomiyligi va yallig'lanish darajasi oshishi bilan gastroezofageal kasallik rivojlanadi, u o'z navbatida qizilo'ngachning yallig'lanishi, yaralari va hatto saratoniga olib kelishi mumkin.

Gastroezofageal kasallikning klinik ko'rinishlari turlicha bo'lib, asosiy simptomlarga ko'krak orqasida nordonlik, yo'tal, ovqatni yutishda qiyinchilik, kislota va ta'mning og'izga qaytishi kiradi. Ba'zi bemorlarda esa surunkali o'pkaga bog'liq simptomlar, masalan, yo'tal, ovozning o'zgarishi yoki nafas qisilishi ham kuzatiladi.

Bu kasallikning rivojlanishi uzoq davom etganda, qizilo'ngach shilliq qavati yallig'lanadi va uning o'zgarishlari barret ezofagusi kabi oldindan saraton holatlari rivojlanishi mumkin. Barret ezofagusi — bu qizilo'ngachning normal shilliq qavatining oshqozon shilliq qavati kabi o'zgarishi bo'lib, u saraton rivojlanishiga turtki bo'lishi mumkin.

Davolash jarayonida asosiy maqsad oshqozon kislotasini kamaytirish, shilliq qavatni tiklash va kasallik asoratlarini oldini olishdan iborat. Buning uchun birinchi navbatda hayot tarzini o'zgartirish, ya'ni ovqatlanish tartibini yaxshilash, zararli odatlardan voz kechish va stressni kamaytirish tavsiya etiladi.

Davolashda dori-darmonlar muhim o'rin tutadi. Proton pompasi ingibitorlari (PPI) va H2-blokatorlar oshqozon kislotasining ishlab chiqarilishini kamaytiradi va shilliq qavatni himoya qiladi. Agar bemorlarda dori terapiyasi samara bermasa yoki kasallik murakkablashsa, jarrohlik muolajalari qo'llaniladi.

Jarrohlik usullaridan eng ko'p ishlatiladigani — fundoplikatsiya bo'lib, bunda qizilo'ngach pastki sfinkteri atrofidagi mushaklar mustahkamlanadi va kislotaning qaytishi kamaytiriladi. Shuningdek, zamonaviy minimal invaziv usullar ham mavjud bo‘lib, ular bemorning tiklanish vaqtini qisqartiradi.

Reflüks va gastroezofageal kasalliklarning oldini olishda eng muhim omil sog‘lom turmush tarzini qo‘llashdir. Bu ovqatlanish odatlarini to‘g‘rilash, ortiqcha vazndan qutulish, jismoniy faollikni oshirish va stressni kamaytirishdan iborat. Shuningdek, kasallik belgilari paydo bo‘lganda darhol shifokorga murojaat qilish zarur.

Reflüks va gastroezofageal kasallikning patofiziologiyasi murakkab jarayonlardan iborat bo‘lib, bunda oshqozon kislotasi qizilo‘ngach shilliq qavatiga doimiy ta’sir ko‘rsatadi. Qizilo‘ngachning normal shilliq qavati kislotaga nisbatan sezgir bo‘lib, uzoq davom etgan yallig‘lanish natijasida yiringli va nekrotik o‘zgarishlar yuzaga kelishi mumkin. Bu esa qizilo‘ngach devorining qalinlashuvi, shilliq qavatning yallig‘lanishi va keyinchalik shilliq qatlamning o‘zgarishiga olib keladi. Surunkali yallig‘lanish jarayoni qizilo‘ngach devorining elastikligini kamaytiradi va oziq-ovqatning o'tishini qiyinlashtiradi.

Gastroezofageal reflüks kasalligining yana bir muhim xususiyati — bu o'z vaqtida tashxis qo'yilmasa, ko'plab asoratlarga olib kelishidir. Asoratlarga qizilo'ngach yaralari, qon ketishi, strikturalar (qisqarishlar) va barret ezofagusi kiradi. Qizilo'ngach yaralari, asosan, qizilo'ngach shilliq qavatining oshqozon kislotasi ta'siridan zararlanishi natijasida paydo bo'ladi. Bu yaralar og'riq, yutish qiyinchiligi va qon ketish kabi simptomlarni keltirib chiqaradi. Agar qon ketish davom etsa, bemorda anemiya rivojlanishi mumkin.

Qizilo'ngach strikturalari — yallig'lanish va yaralarning davrida hosil bo'lgan to'qimalarning zichlashuvi natijasida qizilo'ngach lumenining torayishi. Bu holat ovqat yutishda qiyinchilik, yutish jarayonining sustlashuvi va og'riq paydo bo'lishiga sabab bo'ladi. Strikturalarni davolashda endoskopik yondashuvlardan, ya'ni balon yoki boshqa vositalar yordamida toraygan joyni kengaytirish usullaridan foydalaniladi.

Barret ezofagusi esa GERKning eng xavfli asoratlaridan biridir. Bu holatda qizilo'ngach shilliq qavati maxsus metaplaziya — ya'ni boshqa turdagi to'qima bilan almashtiriladi. Barret ezofagusining rivojlanishi surunkali kislotali reflüks natijasida yuzaga keladi va bu o'zgarishlar qizilo'ngach adenokarsinomasi, ya'ni saratonining oldingi bosqichi sifatida qaraladi. Shu sababli, GERK bilan kasallangan bemorlar muntazam ravishda endoskopik tekshiruvlardan o'tishi zarur.

Reflüks va gastroezofageal kasallikni aniqlashda diagnostika usullari muhim ahamiyatga ega. Klinik belgilardan tashqari, turli diagnostik metodlar qo'llaniladi. Endoskopiya — qizilo'ngach va oshqozon shilliq qavatining vizual tekshiruvi hisoblanadi. Bu usul orqali yallig'lanish darajasi, yaralar mavjudligi, strikturalar va metaplaziya aniqlanadi. Endoskopiya shuningdek, biopsiya olish imkonini beradi, bu esa patologik o‘zgarishlarni aniq ko‘rish uchun zarurdir.

Qizilo‘ngachning pH-metriya tekshiruvi — bu pastki qizilo‘ngachda oshqozon kislotasining miqdorini o‘lchash usuli bo‘lib, kasallikning qanchalik og‘irligini baholashda qo‘llaniladi. Ushbu usulda maxsus sensorlar qizilo‘ngachda joylashtiriladi va kislotaning qaytish chastotasi va davomiyligi o‘lchanadi. Bu usul bemorning simptomlari va kasallik holatini aniqroq tushunishga yordam beradi.

Qizilo‘ngach manometriyasi esa pastki sfinkterning funksional holatini baholash uchun qo‘llaniladi. Ushbu usul yordamida mushaklarning qisqarish kuchi va koordinatsiyasi tekshiriladi. Manometriya natijalari asosida kasallikning mexanik sabablarini aniqlash va davolash usullarini belgilash mumkin.

Davolashda farmakologik yondashuv muhim o‘rin tutadi. Proton pompasi ingibitorlari (PPI) oshqozon kislotasining ishlab chiqarilishini samarali tarzda kamaytiradi. Bu dori guruhiga omeprazol, esomeprazol, lansoprazol kabi preparatlar kiradi. Ular qizilo'ngach shilliq qavatining tiklanishiga yordam beradi va simptomlarni kamaytiradi. Shuningdek, H2-gistamin retseptor blokerlari ham ishlatiladi, ular kislotaning sekretsiyasini pasaytiradi, ammo PPI'ga qaraganda ta'siri kamroq.

Farmakologik davolash bilan bir qatorda, hayot tarzini o'zgartirish ham muhimdir. Ovqatlanish tartibini yaxshilash, kechasi ovqat yemaslik, spirtli ichimliklar va tamaki mahsulotlaridan voz kechish reflüksni kamaytirishga yordam beradi. Ortiqcha vaznni kamaytirish, sport bilan shug'ullanish va stressni boshqarish ham kasallik belgilari va asoratlarini kamaytiradi.

Agar konservativ davolash natija bermasa yoki kasallik murakkablashsa, jarrohlik muolajalari talab qilinadi. Fundoplikatsiya operatsiyasi eng keng tarqalgan usul bo'lib, unda oshqozonning yuqori qismi qizilo'ngach atrofiga o'raladi va pastki sfinkterning kuchi oshiriladi. Bu kislotaning qizilo'ngachga qaytishini oldini oladi. Zamonaviy jarrohlik usullari minimal invaziv bo'lib, laparoskopik usullar qo'llaniladi. Bu bemorning tiklanish vaqtini sezilarli darajada qisqartiradi va jarrohlikdan keyingi og'riqni kamaytiradi.

Reflüks va gastroezofageal kasallikni oldini olish uchun profilaktik chora-tadbirlar muhim hisoblanadi. Doimiy ravishda ovqatlanish odatlariga e'tibor berish, ortiqcha vazndan saqlanish, zararli odatlardan voz kechish, muntazam jismoniy faollikni ta'minlash kerak. Shuningdek, belgilangan simptomlar paydo bo'lganda tezda shifokorga murojaat qilish kasallikning og'ir shakllarining oldini oladi.

Ushbu kasallik keng tarqalganligi va ko'plab bemorlarda hayot sifatiga sezilarli ta'sir qilishi sababli, uning diagnostikasi, davolash va profilaktikasiga doimiy e'tibor qaratish zarur. Yangi tadqiqotlar va texnologiyalar yordamida gastroezofageal reflüks kasalligini samarali boshqarish va bemorlarning hayot sifatini yaxshilash imkoniyatlari kengaymoqda.

2.2 Qizilo‘ngach yallig‘lanishi (ezofagit)

Qizilo‘ngach yallig‘lanishi — bu qizilo‘ngach shilliq qavatining turli sabablarga ko‘ra yuzaga keladigan yallig‘lanish jarayonidir. Bu kasallik klinik jihatdan ezofagit deb ataladi va u o‘z-o‘zidan yoki boshqa kasalliklar fonida rivojlanishi mumkin. Ezofagit qizilo‘ngachning shilliq qatlamining zararlanishi natijasida yuzaga keladigan patologik jarayon bo‘lib, u qizilo‘ngach funksiyasining buzilishiga olib keladi. Yallig‘lanish jarayoni shilliq qatlam hujayralarining shikastlanishi va ularning himoya mexanizmlarining zaiflashishi bilan namoyon bo‘ladi.

Ezofagit ko‘plab sabablar ta’sirida yuzaga keladi. Eng keng tarqalgan sabablardan biri — gastroezofageal reflüks kasalligi (GERK). Bu holatda oshqozondan qizilo‘ngachga kislotali va ovqat tarkibidagi boshqa moddalarning qaytishi shilliq qatlamga doimiy zarar yetkazadi. Bu zarar yallig‘lanish jarayonining boshlanishiga sabab bo'ladi. GERK bilan bog'liq ezofagit ko'pincha surunkali va takrorlanuvchi bo'ladi, bu esa qizilo'ngach shilliq qavatining o'zgarishiga, yaralar paydo bo'lishiga va keyinchalik striktura yoki metaplaziya rivojlanishiga olib keladi.

Yana bir muhim sabab — infeksiyalar. Ayniqsa immuniteti zaiflashgan bemorlarda qizilo'ngachga viruslar (masalan, sitomegalovirus, herpes simplex virus), bakteriyalar yoki qo'ziqorinlar (Candida albicans) bilan infektsiya tushishi mumkin. Infektsiyalangan ezofagit odatda og'ir kechadi va shifokor tomonidan tezda aniqlanib, to'g'ri davolanishi talab etiladi. Bu turdagi ezofagitlar immunitet past bo'lgan bemorlarda, masalan, OIV/AIDS kasalligida, kimyoterapiya yoki immunosupressiv terapiyalar qabul qilayotganlarda ko'proq uchraydi.

Dori vositalarining salbiy ta'siri ham ezofagitning yana bir sababi hisoblanadi. Ba'zi dorilar qizilo'ngach shilliq qavatiga bevosita zarar yetkazishi yoki uning shikastlanishini kuchaytirishi mumkin. Masalan, aspirin, nonsteroid yallig‘lanishga qarshi dorilar (NSAID), ba’zi antibiotiklar va kaltsiy antagonistlari qizilo‘ngach ezofagitiga olib kelishi mumkin. Bu dorilar qabul qilinayotganda to‘g‘ri usulda — ko‘p miqdorda suv bilan, tik holatda bo‘lib qabul qilish zarur, aks holda dori qizilo‘ngachda uzoq turib shilliq qavatga zarar yetkazishi mumkin.

Kimyoviy va mexanik shikastlanishlar ham ezofagit rivojlanishiga sabab bo‘ladi. Kimyoviy moddalarning yutilishi (masalan, kislotalar, ishqorlar yoki boshqa zaharli moddalar) qizilo‘ngach shilliq qatlamining og‘ir shikastlanishiga olib keladi. Mexanik shikastlanishlarga esa qattiq yoki tikanli ovqatlar, nozik yoki kesuvchi predmetlarning qizilo‘ngachga zarar yetkazishi kiradi. Shuningdek, qizilo‘ngachga qattiq isitilgan yoki juda sovuq ovqatlar ham yallig‘lanishni kuchaytirishi mumkin.

Ezofagitning klinik belgilariga kelsak, ularning asosiylari yutish paytida og‘riq yoki noqulaylik, ko‘krak orqasida yonish va og‘riq, qorin bo‘shlig‘ida noaniq noqulaylik va yutish qiyinchiligi hisoblanadi. Ba'zida bemorlarda ovqatni qaytarish, ko'ngil aynishi, qattiq og'riq yoki quruq yo'tal ham kuzatiladi. Agar yallig'lanish og'ir kechsa yoki uzoq davom etsa, qizilo'ngach shilliq qatlamida yaralar paydo bo'lishi mumkin, bu esa qon ketish va anemiyaga olib keladi.

Qizilo'ngach yallig'lanishini aniqlash uchun turli diagnostik usullar qo'llaniladi. Endoskopiya eng asosiy va ishonchli metod bo'lib, uning yordamida qizilo'ngach shilliq qatlamining holati, yallig'lanish darajasi va boshqa patologik o'zgarishlar to'liq ko'riladi. Endoskopiya paytida biopsiya olib, shilliq qatlamning hujayra o'zgarishlari va infeksiya mavjudligini aniqlash mumkin. Bu esa aniq diagnoz qo'yish va samarali davolashni belgilash imkonini beradi.

Radiologik tekshiruvlar ham qo'llanilishi mumkin. Masalan, qizilo'ngachning kontrastli rentgenografiyasi (bariy kontrasti bilan) yordamida qizilo'ngachning yallig'lanish, yaralar, strikturalar va boshqa patologik o'zgarishlari aniqlanadi. Bu usul ayniqsa endoskopiya imkoni bo‘lmagan hollarda qo‘llaniladi.

Laboratoriya tahlillari ham ezofagit diagnostikasida yordam beradi. Qon tahlilida yallig‘lanish belgilarining ko‘tarilishi, anemiya belgilari, infektsiyalar aniqlanadi. Agar infeksiya gumon qilinsa, maxsus serologik testlar yoki PCR metodlari qo‘llaniladi.

Ezofagitni davolashda yallig‘lanish sababini aniqlash va yo‘q qilish muhimdir. Agar asosiy sabab GERK bo‘lsa, unda proton pompasi ingibitorlari (PPI), H2-gistamin retseptor blokerlari va antasidlar qo‘llaniladi. Bu dorilar oshqozon kislotasini kamaytirib, shilliq qatlamni himoya qiladi va yallig‘lanishni kamaytiradi. Infektsiyalangan ezofagitda esa qo‘shimcha ravishda antimikrobial terapiya talab etiladi. Masalan, qo‘ziqorin infeksiyasida antifungal preparatlar, virusli infektsiyalarda antiviral dorilar buyuriladi.

Dori vositalari ta’siridan kelib chiqqan ezofagitda esa dori qabul qilishni to‘xtatish yoki almashtirish muhimdir. Shuningdek, dori vositalarini to‘g‘ri qabul qilish qoidalariga rioya qilish zarur.

Hayot tarzini o‘zgartirish ham muhim ahamiyatga ega. Ovqatlanish odatlarini yaxshilash, spirtli ichimliklardan, tamaki mahsulotlaridan voz kechish, kechasi og‘ir ovqat yemamaslik va stressni kamaytirish ezofagit belgilari va yallig‘lanish jarayonini kamaytirishga yordam beradi. Ortiqcha vazndan qutulish ham qizilo‘ngachning salomatligini yaxshilashga yordam beradi.

Agar konservativ davolash natija bermasa yoki kasallik murakkablashsa, jarrohlik aralashuvlari talab qilinishi mumkin. Bunday hollarda qizilo‘ngachning yallig‘lanish jarayonini bartaraf etish, strikturalarni kengaytirish yoki boshqa jarrohlik usullari qo‘llaniladi. Shu bilan birga, qizilo‘ngach yallig‘lanishining surunkali shakli barret ezofagusiga va qizilo‘ngach saratoniga olib kelishi mumkin, shuning uchun muntazam tibbiy nazorat va davolash zarur.

Qizilo‘ngach yallig‘lanishining surunkali bosqichi bemorlarning hayot sifatiga sezilarli ta'sir ko'rsatadi. Surunkali ezofagit o'z-o'zidan yoki takrorlanuvchi yallig'lanishlar natijasida rivojlanadi. Bu holatda qizilo'ngach shilliq qavati doimiy shikastlanadi, bu esa uning normal tuzilishi va funksiyasining buzilishiga olib keladi. Surunkali yallig'lanish jarayoni vaqt o'tishi bilan qizilo'ngachda o'zgarishlar keltirib chiqaradi, xususan shilliq qatlam hujayralarining regeneratsiyasi buziladi, o'rniga normal bo'lmagan hujayralar — metaplazik hujayralar paydo bo'ladi. Bu jarayon barret ezofagusining rivojlanishiga sabab bo'lib, u esa o'z navbatida qizilo'ngach saratonining oldindan keluvchi holati hisoblanadi.

Surunkali ezofagitda shilliq qatlamda o'zgarishlar paydo bo'lgani uchun bemorda yutish qiyinlishuvi, ko'krak sohasida doimiy noqulaylik, oshqozon tarkibining qaytarilishi va doimiy yo'tal kuzatiladi. Ushbu belgilar vaqt o'tishi bilan kuchayib boradi va bemorlar ko'pincha shifokorga kechikib murojaat qilishadi. Shu sababli surunkali ezofagitni erta aniqlash va davolash muhim ahamiyatga ega.

Surunkali yallig‘lanish asoratlari orasida strikturalar (qizilo‘ngach torayishi) ayniqsa xavflidir. Strikturalar qizilo‘ngach ichki yuzasining shilliq va muskul qatlamlarining yumshoq to‘qimalarining qattiq to‘qimalar bilan almashtirilishi natijasida yuzaga keladi. Bu esa ovqatning normal yo‘ldan o‘tishiga to‘sqinlik qiladi va yutish qiyinlashadi. Striktura paydo bo‘lishi bilan bemorda yutish og‘rig‘i yanada ortadi, ozuqani yetarlicha qabul qila olmaslik holatlari yuzaga keladi.

Qizilo‘ngach yallig‘lanishining yana bir jiddiy asorati — qizilo‘ngachning shilliq qatlamida paydo bo‘ladigan yara (ulcer) va qon ketishdir. Yaralar o‘z-o‘zidan yuzaga kelishi yoki infektsiyalar natijasida rivojlanishi mumkin. Bu jarayon qizilo‘ngach shilliq qavatining chuqur zararlanishiga olib keladi. Qon ketish bilan kechgan hollarda bemorda qon yo‘qotish belgilari, masalan, bosh aylanishi, holsizlik, ko‘zlar oldining qorong‘ilashuvi kuzatiladi. Qon ketish shoshilinch tibbiy yordamni talab qiladi.

Qizilo‘ngach yallig‘lanishining etiologiyasida o‘rganilgan ko‘plab omillar mavjud bo‘lib, ularning ba’zilari insonning turmush tarzi va ovqatlanish odatlari bilan bog‘liq. Masalan, spirtli ichimliklar va tamaki mahsulotlari qizilo‘ngach shilliq qatlamining himoya mexanizmlarini zaiflashtiradi va yallig‘lanish jarayonini kuchaytiradi. Spirtli ichimliklar qizilo‘ngach shilliq qatlamiga bevosita toksik ta’sir ko‘rsatadi va oshqozon kislotasining ko‘payishiga olib keladi. Tamaki mahsulotlari esa shilliq qatlamni quritib, uni mikrojarohatlarga moyil qiladi. Shu sababli bu odatlardan voz kechish ezofagit profilaktikasida muhim hisoblanadi.

Dietada kislotalar va achchiq ovqatlar ham qizilo‘ngach yallig‘lanishini kuchaytirishi mumkin. Masalan, citrus mevalari, pomidor mahsulotlari, qahva va achchiq ziravorlar shilliq qatlamni tirnash xususiyati bilan ta’sir qiladi. Bunday ovqatlardan voz kechish yoki ularni kam iste’mol qilish yallig‘lanish jarayonini susaytirishga yordam beradi.

Qizilo‘ngach yallig‘lanishida psixologik omillarning ham roli e’tibordan chetda qolmaydi. Stress va ruhiy zo‘riqishlar oshqozon kislotasining ko‘payishiga olib kelishi mumkin, bu esa yallig‘lanishni kuchaytiradi. Stressni boshqarish usullarini o‘rganish va qo‘llash ezofagit bilan kurashishda qo‘shimcha foyda beradi.

Diagnostikada endoskopiya yordamida olingan biopsiya natijalari yallig‘lanishning darajasini va patologik o‘zgarishlarni aniqlashda hal qiluvchi ahamiyatga ega. Biopsiya qizilo‘ngach shilliq qatlamining mikroskopik o‘zgarishlarini ko‘rsatadi, bu esa shifokorga to‘g‘ri davolashni belgilash imkonini beradi. Shuningdek, biopsiya natijalarida metaplaziya, displaziya va saraton jarayonining mavjudligi aniqlanadi.

Laboratoriya tahlillari, shu jumladan umumiy qon tahlili, yallig‘lanish belgilari (leukotsitoz, eritrotsitlarning sedimentatsiyasi), anemiya belgilari va infektsiyalarga qarshi maxsus testlar ezofagit diagnostikasida yordam beradi. Infektsion ezofagitlarda maxsus bakterial yoki virusli testlar, qo‘ziqorinlarni aniqlash uchun mikroskopiya va madaniyat olish usullari qo‘llaniladi.

Qizilo‘ngach yallig‘lanishini davolashda ko‘p jihatlarni hisobga olish lozim. Birinchi navbatda, etiologik sababni bartaraf etish talab etiladi. Masalan, GERK tufayli kelib chiqqan ezofagitda kislotani kamaytiruvchi terapiya — proton pompasi ingibitorlari va H2-gistamin retseptor blokerlari qo‘llaniladi. Bu dorilar oshqozon kislotasining ishlab chiqarilishini kamaytiradi, shilliq qatlamning regeneratsiyasini ta’minlaydi va yallig‘lanishni kamaytiradi.

Infektsion ezofagitlarda esa aniq patogen organizmga qarshi maqsadli dori terapiyasi talab qilinadi. Qo‘ziqorin infeksiyasi uchun antifungal preparatlar (masalan, flukonazol), virusli infeksiyalar uchun antiviral dorilar (masalan, asiklovir) buyuriladi. Dori tanlovida infektsiyaning turi va bemorning umumiy holati inobatga olinadi.

Dori vositalari ta'siridan kelib chiqqan ezofagitda esa dori qabul qilishni to'xtatish yoki almashtirish muhimdir. Shuningdek, dori vositalarini to'g'ri qabul qilish qoidalariga qat'iy rioya qilish kerak — dorilarni ko'p miqdorda suv bilan, tik holatda qabul qilish, shilliq qatlamga to'g'ridan-to'g'ri ta'sir qiluvchi dorilarni ehtiyotkorlik bilan qabul qilish lozim.

Hayot tarzini o'zgartirish ham ezofagitni davolash va oldini olishda muhim hisoblanadi. Ovqatlanish rejimini o'zgartirish, kechqurun og'ir ovqat yemamaslik, spirtli ichimlik va tamaki mahsulotlaridan voz kechish, vaznni nazorat qilish va stressni kamaytirish qizilo'ngach yallig'lanishining simptomlarini kamaytiradi.

Agar ezofagit murakkab asoratlarga olib kelgan bo'lsa, masalan, striktura yoki qizilo'ngachda yara paydo bo'lsa, endoskopik jarrohlik yoki boshqa invaziv usullar qo'llaniladi. Endoskopik yondashuvlarda yallig'lanish joylarini kengaytirish, yara joylarini davolash va qon ketishni to'xtatish usullari qo'llaniladi. Ba'zida yirik jarrohlik aralashuvlari talab qilinishi mumkin, ayniqsa malign o'zgarishlar yuzaga kelgan hollarda. Shuningdek, ezofagitda muntazam tibbiy kuzatuv muhimdir. Chunki surunkali yallig'lanish barret ezofagusiga va qizilo'ngach saratoniga olib kelish xavfi bor. Shu sababli yallig'lanish holatini nazorat qilish, biopsiya va endoskopiya yordamida shilliq qatlam holatini baholash tavsiya etiladi.

Natijada, qizilo'ngach yallig'lanishi — bu ko'plab sabablar ta'sirida rivojlanadigan murakkab kasallik bo'lib, uning samarali davolanishi uchun aniq diagnostika, to'g'ri davolash va hayot tarzini o'zgartirish zarur. Vaqtida chora ko'rilmasa, ezofagitning asoratlari og'ir bo'lib, bemorning hayot sifatini sezilarli darajada pasaytirishi mumkin.

2.3 Qizilo‘ngach yarasi va yiringli kasalliklar

Qizilo‘ngach yarasi – bu qizilo‘ngach shilliq qavatining chuqur zarar ko‘rishi natijasida yuzaga keladigan patologik jarayon bo‘lib, uning yuzasida ochiq yara paydo bo‘ladi. Ushbu yara qizilo‘ngach devorining barcha qatlamlarini o‘z ichiga olishi mumkin, bu esa kasallikning og‘ir kechishiga olib keladi. Qizilo‘ngach yarasi ko‘pincha surunkali qizilo‘ngach yallig‘lanishi (ezofagit), gastroezofageal reflüks kasalligi (GERK), shuningdek, boshqa ichki va tashqi omillar ta’sirida rivojlanadi.

Qizilo‘ngach yarasining asosiy sababi oshqozon kislotasining qizilo‘ngach shilliq qatlamiga doimiy ta’siri hisoblanadi. Reflüks natijasida oshqozon va o‘n ikki barmoqli ichak tarkibidagi kislota va boshqa hazm suyuqliklari qizilo‘ngachga qaytadi va uning shilliq qatlamini yemiradi. Bu uzoq davom etsa, qizilo‘ngachda yara hosil bo'ladi. Yara o'z navbatida og'riq, yutish qiyinligi va qon ketish kabi klinik belgilarni keltirib chiqaradi.

Qizilo'ngach yaralarining yana bir muhim sababi infeksion jarayonlardir. Ayniqsa, immunitet tizimi susaygan bemorlarda bakterial, virusli yoki qo'ziqorinli infeksiyalar qizilo'ngach shilliq qatlamini shikastlaydi. Masalan, Candida qo'ziqorini bilan yuzaga keladigan kandidoz ezofagit qizilo'ngach yarasi rivojlanishiga olib kelishi mumkin. Shuningdek, sitomegalovirus va herpes simplex viruslari kabi viruslar ham qizilo'ngach shilliq qatlamiga zarar yetkazadi.

Qizilo'ngach yiringli kasalliklari esa kamroq uchraydi, ammo ular og'ir va xavfli hisoblanadi. Yiringli kasalliklar o'z ichiga absesslar, flegmonalar va qizilo'ngachning yiringli yallig'lanishlarini oladi. Bu holatlar odatda bakterial infektsiyalar natijasida yuzaga keladi. Qizilo'ngach yiringli kasalliklari immunitet tizimi zaiflashgan bemorlarda ko'proq uchraydi, ayniqsa qandli diabet, o'tkir infeksion kasalliklar yoki onkologik kasalliklar bilan og‘riganlarda.

Yiringli kasalliklar natijasida qizilo‘ngach devori shikastlanib, yiring to‘planishi mumkin. Bu jarayon o‘z vaqtida davolanmasa, qizilo‘ngach devorida yorilish, mediastinit (o‘pkalar atrofidagi to‘qimalarning yallig‘lanishi) va hatto hayot uchun xavfli holatlarga olib keladi. Shu sababli yiringli kasalliklarni erta aniqlash va to‘g‘ri davolash juda muhimdir.

Qizilo‘ngach yarasi va yiringli kasalliklarning klinik belgilariga ko‘p jihatdan og‘riq, yutishdagi qiyinchilik, qayt qilish, ko‘krak sohasida noqulaylik, ko‘ngil aynishi va ba’zan qon ketish kiradi. Og‘riq ko‘pincha ovqat yutish jarayonida yoki undan keyin yuzaga keladi. Yiringli kasalliklarda esa holsizlik, yuqori harorat, terlash va umumiy zaiflik kabi umumiy belgilar ham kuzatiladi.

Diagnostika jarayonida endoskopiya asosiy o‘rinni egallaydi. Endoskop yordamida qizilo‘ngach shilliq qatlamining holati baholanadi, yaroq joylari aniq ko‘riladi, shuningdek, zarur bo'lsa, biopsiya olinadi. Biopsiya natijalari yaralarning sababi va yallig'lanish darajasini aniqlashda muhimdir. Shuningdek, rentgenologik usullar, masalan, kontrastli rentgenografiya (baryumli), yiringli yallig'lanish holatlarida esa kompyuter tomografiyasi yordamida to'qimalarning holati batafsil o'rganiladi.

Qizilo'ngach yarasining davolashda konservativ va jarrohlik usullari mavjud. Konservativ terapiyada oshqozon kislotasini kamaytiruvchi dori vositalari, yallig'lanishga qarshi preparatlar, antibiotiklar (agar infektsiya aniqlansa), shuningdek, ovqatlanish tartibini o'zgartirish va hayot tarzini optimallashtirish muhimdir. Qattiq, achchiq va kislotali taomlardan voz kechish, kechqurun ovqat yemamaslik va spirtli ichimliklarni iste'mol qilmaslik yaralarning shifo topishiga yordam beradi.

Jarrohlik aralashuvi asosan murakkab asoratlar, masalan, yara joyining chuqur shikastlanishi, qon ketish, qizilo'ngach devorining perforatsiyasi yoki yiringli absesslar mavjud bo‘lsa qo‘llaniladi. Bugungi kunda minimal invaziv endoskopik jarrohlik usullari ham keng qo‘llanilmoqda. Endoskopik yondashuvlar orqali qon ketishni to‘xtatish, yara yuzasini tozalash va yallig‘lanishni kamaytiruvchi terapiya qo‘llaniladi.

Qizilo‘ngach yiringli kasalliklarida esa antibiotikoterapiya va jarrohlik muolajalari birgalikda qo‘llaniladi. Bakterial infektsiyalarni yo‘q qilish uchun keng spektrdagi antibiotiklar buyuriladi, ayniqsa gram-musbat va gram-manfiy bakteriyalarni qamrab oluvchi preparatlar tanlanadi. Infektsion yiringli jarayonlarni nazorat qilish va yiringni tozalash uchun endoskopik drenaj va boshqa invaziv usullar talab qilinishi mumkin.

Qizilo‘ngach yarasi va yiringli kasalliklarni oldini olishda asosiy omillar orasida sog‘lom turmush tarzini saqlash, ortiqcha vazndan qochish, stressni boshqarish, to‘g‘ri ovqatlanish va gastroezofageal reflüks kasalligini vaqtida davolash muhim ahamiyatga ega. Shuningdek, immunitet tizimini mustahkamlash va yallig'lanish jarayonlarini erta aniqlash uchun muntazam tibbiy ko'riklar tavsiya etiladi.

Natijada, qizilo'ngach yarasi va yiringli kasalliklar murakkab va xavfli kasalliklar hisoblanib, ularning to'g'ri diagnostikasi va davolanishi bemorning hayot sifatini saqlashda muhim rol o'ynaydi. Vaqtida tibbiy yordam ko'rsatilmasa, ushbu kasalliklar hayot uchun xavfli asoratlarga olib kelishi mumkin.

Qizilo'ngach yarasi va yiringli kasalliklarining klinik kechishi ko'p jihatdan ularning sabablari, og'irlik darajasi va asoratlariga bog'liq bo'ladi. Surunkali va og'ir holatlarda qizilo'ngach devorining shikastlanishi oshib, uning normal funktsiyasi buziladi. Bu esa bemor hayot sifatining yomonlashuvi, surunkali yutish qiyinchiliklari va o'z-o'zidan rivojlangan yiringli jarayonlarga olib kelishi mumkin.

Qizilo'ngach yiringli kasalliklari, ayniqsa absess va flegmona shaklida yuzaga kelganda, bemorning holati jiddiy buziladi. Bu holatda bemorda yuqori harorat, titroq, terlash, umumiy zaiflik va bosh og'rig'i kabi belgilar paydo bo'ladi. Yiringli jarayon mediastinumga, o'pkalarga va qon aylanish tizimiga tarqalishi mumkin. Mediastinit — qizilo'ngachning yiringli yallig'lanishi va yiring to'planishi mediastinum sohasida yallig'lanish jarayonini keltirib chiqaradi va hayot uchun xavfli kasallik hisoblanadi. Ushbu holatda tezkor jarrohlik aralashuvi va intensiv terapiya zarur bo'ladi.

Qizilo'ngach yaralarining yiringli asoratlari ko'pincha qizilo'ngach devorining perforatsiyasi bilan bog'liq. Perforatsiya yuzaga kelganda, qizilo'ngach tarkibidagi oziq-ovqat qoldiqlari va yiring mediastinum yoki o'pka bo'shlig'iga chiqib ketadi. Bu esa og'ir infektsion jarayonlarning rivojlanishiga olib keladi. Klinik ko'rinishda bemor kuchli ko'krak og'rig'i, nafas qisilishi, qonli yo'tal va yuqori harorat bilan namoyon bo'ladi.

Qizilo'ngach yaralarining diagnostikasida endoskopik tekshiruvlar, ayniqsa yuqori aniqlikdagi videofiberoskopiya muhim ahamiyatga ega. Bu usul yordamida shilliq qatlamning har bir joyini batafsil ko'rish, yarani joylashuvi va chuqurligini aniqlash, shuningdek, biopsiya olish mumkin. Biopsiya patologik tekshiruv uchun muhim bo‘lib, unda yallig‘lanish hujayralari, infektsiya agentlari yoki malign o‘zgarishlar aniqlanadi.

Qo‘shimcha diagnostika usullari sifatida kontrastli rentgenografiya qo‘llaniladi. Bunda bemorga baryumli ichimlik ichiriladi va qizilo‘ngach rentgen tasvirda ko‘riladi. Yara joylari va devorining tuzilishdagi o‘zgarishlar, qizilo‘ngachning torayishi yoki perforatsiyasi aniqlanadi. Yiringli jarayonlarda kompyuter tomografiyasi yordamida mediastinum va o‘pka sohasidagi yallig‘lanishning tarqalishi o‘rganiladi.

Davolashda birinchi navbatda sabablarga yo‘naltirilgan terapiya olib boriladi. Oshqozon kislotasini kamaytiruvchi dorilar (proton nasos ingibitorlari, H2 blokatorlari) yarani shifo topishiga yordam beradi. Bunday dorilar reflüks kasalligi bo‘lganda ayniqsa samarali hisoblanadi. Yallig‘lanishga qarshi preparatlar va shilliq qavatni himoya qiluvchi vositalar ham qo‘llaniladi. Agar infeksiya aniqlansa, keng spektrli antibiotiklar buyuriladi. Qo‘ziqorin yoki virus infektsiyasi holatlarida mos preparatlar qo‘llanadi. Immunitetni oshirish, bemorning umumiy holatini yaxshilash uchun vitaminlar va immunomodulyatorlar tavsiya qilinadi. Jarayon og‘ir bo‘lsa, yiringli absesslar paydo bo‘lsa, jarrohlik aralashuvi talab qilinadi. Endoskopik drenaj yoki ochiq jarrohlik orqali yiring chiqariladi. Jarrohlikdan so‘ng bemorga intensiv terapiya ko‘rsatiladi, antibiotiklar va simptomatik davo buyuriladi.

Yarani davolashda bemorning hayot tarzini o‘zgartirish ham zarur. Chekish va spirtli ichimliklardan voz kechish, ovqatlanish tartibini sog‘lomlashtirish, tez-tez, kichik porsiyalar bilan ovqatlanish, keskin va achchiq taomlardan saqlanish tavsiya etiladi. Shuningdek, oshqozon kislotasini ko‘taruvchi dori vositalarini cheklash va stressni boshqarish muhim ahamiyatga ega.

Profilaktik choralar qatoriga gastroezofageal reflüksni vaqtida davolash, oshqozon va qizilo‘ngach yallig‘lanishini oldini olish, immunitetni mustahkamlash, surunkali kasalliklarni nazorat qilish kiradi. Shuningdek, antibiotiklarni noto‘g‘ri qo‘llashdan saqlanish va immun tizimini zaiflashtiruvchi holatlardan ehtiyot bo‘lish lozim. Qizilo‘ngach yarasi va yiringli kasalliklarining surunkali shakllari ba’zan qizilo‘ngach devorining torayishi, yiring to‘planishi va hatto qizilo‘ngach saratoniga o‘tishi mumkin. Shu sababli, bemorlarni muntazam kuzatib borish va kerak bo‘lganda jarrohlik va medikamentoz terapiya usullarini o‘zgartirish talab etiladi.

Xulosa qilib aytganda, qizilo‘ngach yarasi va yiringli kasalliklar murakkab va ko‘p jihatdan xavfli patologiyalar bo‘lib, ularning diagnostikasi, terapiyasi va profilaktikasi zamonaviy tibbiyotning dolzarb yo‘nalishlaridan hisoblanadi. To‘g‘ri tashxis va o‘z vaqtida davolash natijasida bu kasalliklarning asoratlari kamayadi va bemorning hayot sifati yaxshilanadi.

3-BOB. Qizilo‘ngach kasalliklarining davolash usullari va oldini olish

3.1 Dori-darmonlar bilan davolash usullari

Qizilo‘ngach kasalliklarini dori-darmonlar bilan davolash zamonaviy gastroenterologiya sohasida muhim o‘rin tutadi. Kasalliklarning turli turlari va ularning og‘irlik darajalariga qarab, davolash rejasi individual ravishda belgilanadi. Dori terapiyasining asosiy maqsadi — yallig‘lanishni kamaytirish, shilliq qavatni tiklash, reflüks hodisasini bartaraf etish, infeksiya va boshqa asoratlarning oldini olishdan iborat.

Oshqozon kislotasini kamaytiruvchi dorilar qizilo‘ngach kasalliklarida keng qo‘llaniladi. Proton nasos ingibitorlari (PPI) — omeprazol, esomeprazol, pantoprazol kabi preparatlar, oshqozon kislotasining ishlab chiqarilishini samarali ravishda bostiradi. Bu dorilar yiringlanish jarayonini kamaytirishga yordam beradi, qizilo‘ngach shilliq qavatining shikastlanishini oldini oladi va yaralarning shifo topishini tezlashtiradi. Ularning uzoq muddatli qo‘llanilishi ayniqsa gastroezofageal reflüks kasalligi (GERD) va reflüks ezofagitida muhim hisoblanadi. Shu bilan birga, PPIlarning yon ta’siri, jumladan, oshqozon-ichak florasining buzilishi va mineral moddalarning so‘rilishining pasayishi, yodda tutilishi lozim.

H2 retseptor blokerlari ham oshqozon kislotasining sekretsiyasini kamaytirishda qo‘llaniladi. Ranitidin, famotidin kabi preparatlar PPIlarga qaraganda kamroq samarali bo‘lsa-da, ba’zida yengil va o‘rta og‘irlikdagi kasalliklarda tanlanadi. Ularning tezkor ta’siri va yon ta’sirlari nisbatan kam bo‘lgani sababli, ayrim bemorlarga qulaylik tug‘diradi. Ammo so‘nggi yillarda ranitidin mahsulotlari xavfsizlik sababli ayrim bozorlardan chiqarilgan.

Shilliq qavatni himoya qiluvchi va regeneratsiyani rag‘batlantiruvchi dorilar qizilo‘ngach kasalliklarida muhim o‘rin tutadi. Misol uchun, sukralfat, aljinat preparatlari qizilo‘ngach devorining yallig‘lanishini kamaytirib, zarar ko‘rgan joyni qoplab, yaralarning tez shifo topishini ta’minlaydi. Ushbu dorilar oshqozon kislotasi bilan reaksiyaga kirishib, himoya qatlamini hosil qiladi va shilliq qatlamni mexanik shikastlanishlardan himoya qiladi. Aljinatlar ayniqsa gastroezofageal reflüks kasalligining simptomlarini kamaytirishda samaralidir.

Antibiotiklar infeksion etiologiyali qizilo‘ngach kasalliklarida, masalan, yiringli ezofagit yoki Helicobacter pylori bilan bog‘liq yaralarda qo‘llaniladi. Antibiotiklarni tanlashda kasallik agentining sezuvchanligi, infektsiyaning og‘irligi va bemorning umumiy holati hisobga olinadi. Ko‘pincha amoksitsillin, klaritromitsin va metronidazol kabi dorilar birgalikda buyuriladi. Shuningdek, virus yoki qo‘ziqorin infektsiyasi aniqlangan holatlarda mos antiviral yoki antifungal preparatlar qo‘llanadi.

Yallig‘lanishga qarshi dorilar (NSAID — nonsteroid yallig‘lanishga qarshi dorilar) qizilo‘ngach kasalliklarida ehtiyotkorlik bilan qo‘llanadi, chunki ular o‘zlari ham shilliq qatlamni shikastlanishiga olib kelishi mumkin. Shu sababli, yallig‘lanish jarayonini kamaytirishda ko‘proq kortikosteroid bo‘lmagan yallig‘lanishga qarshi dorilar tanlanadi yoki yallig‘lanishga qarshi boshqa usullar qo‘llanadi. Shuningdek, spazmolitiklar va ko‘krak sohasidagi og‘riqni kamaytiruvchi dorilar simptomatik terapiyada muhim o‘rin tutadi. Qizilo‘ngach sohasidagi mushaklarning spazmi va og‘riqni kamaytirish uchun papaverin, drotaverin kabi dori vositalari buyurilishi mumkin. Ular nafaqat og‘riqni yengillashtiradi, balki qizilo‘ngach harakatlarini yaxshilashga yordam beradi.

Immunomodulyatorlar va vitaminlar ham qizilo‘ngach kasalliklarida qo‘shimcha terapiya sifatida ishlatiladi. Immunitetni mustahkamlash, hujayralarni tiklash jarayonlarini tezlashtirish uchun C vitamini, E vitamini, sink va boshqa mikroelementlar tavsiya qilinadi. Ayniqsa, surunkali yallig‘lanish va yaralar bilan kechadigan kasalliklarda bu preparatlar terapevtik samarani oshiradi.

Bundan tashqari, dori terapiyasida bemorning individual holati, boshqa kasalliklari va allergik reaksiyalar ham e'tiborga olinadi. Ba'zi dorilar boshqa tibbiy holatlar bilan bog'liq kontrendikatsiyalar yoki o'zaro ta'sirlar tufayli cheklangan bo'lishi mumkin. Shuning uchun dori tanlashda shifokor tomonidan puxta tashxis qo'yilishi, bemorning tibbiy tarixini to'liq o'rganilishi zarur.

Oxirgi yillarda biologik preparatlar va yangi molekulalar asosidagi dori vositalari ishlab chiqilmoqda. Ularning qizilo'ngach kasalliklarida qo'llanilishi hali keng tarqalmagan bo'lsa-da, kelajakda yallig'lanish jarayonlarini yanada samarali boshqarishda va murakkab holatlarni davolashda katta imkoniyatlar yaratishi kutilmoqda.

Dori-darmonlar bilan davolash ko'pincha boshqa terapiya usullari — fizioterapiya, endoskopik aralashuvlar va jarrohlik bilan birgalikda olib boriladi. Bu esa kasallikning to'liq va samarali davolanishini ta'minlaydi. Bemorlar uchun esa dori terapiyasi davomida muntazam tibbiy nazorat va ko'rsatmalarga rioya qilish muhimdir. Shunday qilib, qizilo'ngach kasalliklarining dori-darmonlar bilan davolash usullari keng ko'lamli va individual yondashuvni talab qiladi. To'g'ri tanlangan dorilar va ularning kompleks qo'llanilishi orqali kasallikning simptomatik va patogenetik jihatlari samarali bartaraf etiladi, bemorning hayot sifati yaxshilanadi hamda asoratlar rivojlanishi oldi olinadi.

Dori-darmonlar bilan qizilo'ngach kasalliklarini davolashda bemorning klinik holatini doimiy monitoring qilish zarur. Shuningdek, dorilarni dozasi va qo'llanish muddati kasallikning turiga, og'irlik darajasiga, hamda bemorning individual javobiga qarab o'zgartiriladi. Ko'p hollarda dastlabki davolash kursi 4–8 hafta davom etadi, undan so'ng natijalar baholanadi va zarur bo'lsa, davolash rejasi tahrir qilinadi.

Oshqozon kislotasini bostiruvchi dorilar — proton nasos ingibitorlari (PPI) qizilo'ngach kasalliklarida eng samarali vosita hisoblanadi.

Ular kislotaning sekretsiyasini 90% ga kamaytirishi mumkin, bu esa shilliq qavatning regeneratsiyasiga sharoit yaratadi. PPIlarni uzoq muddat qo‘llashda ehtiyot bo‘lish kerak, chunki ular suyak zichligining pasayishi, vitamin B12 defitsiti, ichak infektsiyalari va boshqa yon ta’sirlarga olib kelishi mumkin. Shu sababli, shifokorlar PPIlarni minimal samarali dozada, imkon qadar qisqa muddatga buyuradi. Bemorlarning PPIlarga sezuvchanligi turlicha bo‘lib, ayrim hollarda dozani oshirish yoki boshqa preparatlarga o‘tish talab qilinadi.

H2 retseptor blokerlari oshqozon kislotasini kamaytirishda ikkinchi darajali vosita sifatida qo‘llaniladi. Ular PPIlarga nisbatan tezroq harakat qiladi, lekin samaradorligi pastroq. Ba’zida bu dorilar reflüks simptomlarini boshqarishda qo‘shimcha yordam beradi. Ularning yon ta’siri kam, ammo uzoq muddatli qo‘llanishda metabolik o‘zgarishlar yuzaga kelishi mumkin.

Shilliq qavatni himoya qiluvchi va yaralarni davolovchi preparatlar qizilo‘ngachning yallig‘lanish jarayonini susaytiradi va shikastlangan to'qimalarni tiklaydi. Sukralfat moddasiga asoslangan dorilar kislotali muhitda himoya qatlamini hosil qilib, yaralangan sohalarni mexanik shikastlanishlardan saqlaydi. Aljinat preparatlari esa qizilo'ngach va oshqozon sohasida yopishqoq plyonka hosil qilib, oshqozon kislotasining yuqoriga ko'tarilishini to'xtatadi va reflüksni kamaytiradi. Bu dorilar odatda boshqa preparatlar bilan birga buyuriladi.

Antibiotiklar infektsion qizilo'ngach kasalliklarida muhim rol o'ynaydi. Ayniqsa, yiringli ezofagit yoki Helicobacter pylori bilan bog'liq bo'lgan holatlarda ular zarur hisoblanadi. Antibiotiklarni tanlashda kasallik agentining aniqligi va dorilarga sezuvchanligi asosiy omil hisoblanadi. Ko'p hollarda keng spektrli antibiotiklar va kombinatsiyalangan terapiya qo'llaniladi. Shu bilan birga, antibiotiklarning noto'g'ri va haddan tashqari qo'llanishi qarshi antibiotiklarga chidamlilikni keltirib chiqarishi mumkin, bu esa kasallikni murakkablashtiradi.

Virusli yoki qo'ziqorinli infektsiyalarda antiviral yoki antifungal preparatlar buyuriladi.

Masalan, Candida infektsiyasida flukonazol keng qo'llaniladi. Virusli ezofagitlarda esa gansiklovir va boshqa antiviral dorilar samarali bo'lishi mumkin. Bu dorilar shifokor nazorati ostida qat'iy belgilangan tartibda qo'llanilishi kerak.

Og'riqni kamaytirish va mushak spazmlarini yo'qotish uchun spazmolitiklar, masalan, drotaverin yoki papaverin buyurilishi mumkin. Bu dorilar qizilo'ngach sohasidagi mushaklarning bo'shashishini ta'minlab, bemorning holatini yaxshilaydi. Shu bilan birga, ular ovqat hazm qilish jarayonini ham yaxshilaydi, bu esa simptomlarni kamaytirishga yordam beradi.

Yallig'lanishga qarshi dori vositalaridan foydalanishda ehtiyotkorlik talab etiladi, chunki ko'plab NSAIDlar qizilo'ngach shilliq qavatini yanada shikastlantirishi mumkin. Agar bemorda surunkali yallig'lanish bo'lsa va NSAIDlar zarur bo'lsa, u holda ular bilan birga shilliq qavatni himoya qiluvchi dorilar ham buyuriladi. Kortikosteroidlar esa faqat jiddiy va murakkab holatlarda, shifokor nazorati ostida qo'llaniladi.

Vitaminlar va mikroelementlar organizmni tiklashda, immunitetni kuchaytirishda muhimdir. C vitamini, E vitamini, B guruhi vitaminlari va sink qizilo‘ngach kasalliklarida qo‘shimcha terapiya sifatida keng qo‘llaniladi. Ular hujayra regeneratsiyasini tezlashtiradi, yallig‘lanishni kamaytiradi va umumiy holatni yaxshilaydi.

Dori terapiyasi davomida bemorning qiziqishi, odatlari va hayot tarzi ham muhim ahamiyatga ega. Masalan, chekishni tashlash, spirtli ichimliklarni kamaytirish yoki butunlay voz kechish, og‘ir jismoniy faoliyatni vaqtincha to‘xtatish dori-darmonlarning samaradorligini oshiradi. Shuningdek, parhezga rioya qilish, kichik va tez-tez ovqatlanish, yog‘li, achchiq va gazli ovqatlardan saqlanish ham muhim omillardan hisoblanadi.

Dori terapiyasi kasallikning murakkablik darajasiga qarab boshqariladi. Yengil holatlarda faqat simptomatik davolash yetarli bo‘lsa, og‘ir holatlarda kompleks terapiya va muntazam tibbiy kuzatuv talab etiladi. Shuningdek, dori terapiyasiga javob bermagan yoki asoratlar rivojlangan bemorlarda jarrohlik aralashuvlari ko‘rib chiqiladi.

Bemorlar uchun dori terapiyasi rejasi aniq tushuntirilishi va ularning nazorati ta’minlanishi zarur. Dorilarni o‘z vaqtida qabul qilish, dozalarga rioya qilish, yon ta’sirlar yuzaga kelganda darhol shifokorga murojaat qilish kasallikning muvaffaqiyatli davolanishi uchun juda muhimdir.

Yangi tadqiqotlar va klinik sinovlar dori terapiyasining samaradorligini oshirishga qaratilgan. Masalan, proton nasos ingibitorlari bilan birgalikda qo‘llaniladigan yangi kombinatsiyalar va biologik dorilar ishlab chiqilmoqda. Bu esa kelajakda qizilo‘ngach kasalliklarining yanada murakkab va og‘ir shakllarini samarali davolash imkonini beradi.

Shunday qilib, dori-darmonlar bilan qizilo‘ngach kasalliklarini davolashda ko‘p jihatlar hisobga olinadi. Dori tanlashda kasallik turi, bemorning umumiy holati, dorilarga sezuvchanlik, yon ta’sirlar va boshqa omillar o‘rganiladi. Kompleks va individual yondashuv asosida olib borilgan dori terapiyasi bemorning hayot sifatini yaxshilaydi, kasallik asoratlarining oldini oladi va uzoq muddatli sog'lom holatni saqlashga yordam beradi.

3.2 Jarrohlik va boshqa muolajalar

Qizilo'ngach kasalliklarini davolashda jarrohlik va boshqa muolajalar muhim o'rin tutadi. Bu usullar asosan dori-darmonlar bilan davolash natija bermagan yoki kasallikning murakkab shakllari, ya'ni yallig'lanishning og'ir bosqichlari, yiringli jarayonlar yoki qattiq torayishlar (strikturalar) paydo bo'lganda qo'llaniladi. Jarrohlik aralashuvlarining maqsadi qizilo'ngachning normal funksiyasini tiklash, shilliq qavatni tiklash va simptomlarni kamaytirishdir.

Qizilo'ngachdagi torayishlar, ya'ni strikturalar eng ko'p uchraydigan muammolardan biridir. Bu holatda qizilo'ngach shilliq qavati shikastlanib, siqilish natijasida torayadi va oziq-ovqatning o'tishini qiyinlashtiradi. Endoskopik muolajalar – toraygan joyni kengaytirish uchun ishlatiladi. Balonli dilatatsiya usulida maxsus balon qizilo'ngach ichiga joylashtiriladi va asta-sekin shishiriladi, bu bilan toraygan joy kengaytiriladi. Bu jarayon mahalliy og'riqsizlantirish bilan amalga oshiriladi va odatda bemor uchun uncha og'riqli bo'lmaydi. Ushbu muolaja takrorlanishi mumkin, chunki ba'zan torayish yana qaytishi ehtimoli mavjud.

Endoskopik dilatatsiya bilan birga, ba'zan shifokorlar torayishni kengaytirish uchun maxsus bouji (qattiq toraytiruvchi asbob)dan ham foydalanadilar. Bu usul ham an'anaviy va ko'p qo'llaniladi. Ushbu usullar jarayonida ehtiyotkorlik talab etiladi, chunki qizilo'ngachni shikastlash xavfi mavjud.

Agar endoskopik muolajalar samarali bo'lmasa yoki torayish juda qattiq bo'lsa, jarrohlik aralashuvlari ko'rib chiqiladi. Jarrohlik usullariga qizilo'ngachning ayrim qismini olib tashlash yoki uni boshqa o'rniga almashtirish kiradi. Bunday jarrohlik usullari katta tajriba talab qiladi va uzoq muddatli tiklanishni talab qiladi. Jarrohlikdan keyin bemorlar ko'pincha uzoq muddat shifokor nazoratida bo'lishlari zarur.

Qizilo'ngachning yallig'lanishlari, ayniqsa yiringli yallig'lanish (ezofagit) hollarda ham jarrohlik muolajalari talab qilinadi. Bu holatlarda yallig'langan joydan yiring chiqishi va atrofdagi to'qimalarga zarar yetkazishi mumkin. Jarrohlik orqali yiring tozalanadi, yallig'lanish jarayonini to'xtatish uchun zarur sharoit yaratiladi. Ba'zan yallig'lanish sababli qizilo'ngach devori juda zaiflashib, teshilish xavfi tug'iladi. Bunday vaziyatda shoshilinch jarrohlik aralashuvi zarur bo'ladi.

Yallig'lanish va shikastlanish natijasida paydo bo'lgan yaralarni davolashda ham jarrohlik yordam beradi. Ayrim hollarda yaroq qizilo'ngach devoridan shilliq qavatning sog'lom qismini ko'chirib olish yoki maxsus protezlar (stentlar) o'rnatish talab etiladi. Stentlar qizilo'ngach ichida maxsus metall yoki plastik qurilmalar bo'lib, ularni joylashtirish orqali toraygan yoki yaroqlangan joy kengaytiriladi va oziq-ovqat o'tishi yaxshilanadi. Stentlar vaqtinchalik yoki doimiy bo'lishi mumkin. Ushbu muolaja bemorning hayot sifatini sezilarli darajada yaxshilaydi.

Jarrohlik bilan bir qatorda, zamonaviy tibbiyotda boshqa muolajalar ham keng qo'llaniladi. Masalan, lazer terapiyasi qizilo'ngachdagi yaralarni qisman yo'q qilish yoki yallig'lanishni kamaytirishga xizmat qiladi. Bu usul minimal invaziv bo'lib, tiklanish jarayoni tez kechadi. Shuningdek, qizilo'ngach kasalliklarida fotodinamik terapiya (PDT) qo'llaniladi. Bu usulda bemorga maxsus modda beriladi va keyin lazer nuri yordamida zararlangan hujayralar yo'q qilinadi. Bu usul ayniqsa saratonning dastlabki bosqichlarida samarali hisoblanadi.

Jarrohlik va boshqa muolajalar har doim ham mustaqil emas, ko'pincha dori-darmonlar bilan kombinatsiyalangan holda qo'llaniladi. Masalan, yallig'lanishni kamaytiruvchi dori vositalari, antibiotiklar va shilliq qavatni tiklovchi preparatlar jarrohlik muolajalari bilan birga bemorning yaxshilanishiga yordam beradi.

Jarrohlik va muolajalar keyinchalik reabilitatsiya jarayonini ham talab qiladi. Bemorlarning oziqlanishiga alohida e'tibor beriladi, ko‘pincha suyuq va yumshoq ovqatlar tavsiya qilinadi. Bemorlar o‘zini qanday tutish kerakligi, ovqatlanish odatlari va dori-darmonlarni qanday qabul qilish haqida shifokor tomonidan batafsil ko‘rsatmalar oladi.

Umuman olganda, qizilo‘ngach kasalliklarida jarrohlik va boshqa muolajalar bemorning hayot sifatini yaxshilash, kasallik alomatlarini kamaytirish va jiddiy asoratlarning oldini olishga qaratilgan. Shu bilan birga, har bir bemorga individual yondashuv zarur bo‘lib, eng mos muolaja turi va vaqti shifokor tomonidan belgilanishi kerak.

Qizilo‘ngach kasalliklarida jarrohlik va boshqa muolajalar ko‘pincha murakkab yoki davolashning konservativ usullari yetarli bo‘lmagan holatlarda qo‘llaniladi. Jarrohlik aralashuvlarining asosiy maqsadi qizilo‘ngachning anatomik va funksional buzilishlarini tuzatish, simptomlarni kamaytirish hamda bemorning hayot sifatini yaxshilashdan iborat. Jarrohlik usullari turlicha bo‘lib, ular kasallik turiga, og‘irligiga va bemorning umumiy sog‘lig‘i holatiga qarab tanlanadi. Qizilo‘ngachning yallig‘lanishi, reflüks, yirtilishi yoki shikastlanishlariga qarab, jarrohlik yondashuvlari farq qiladi.

Birinchi navbatda, qizilo‘ngach reflüks kasalligi yoki gastroezofageal reflüks kasalligi (GERK) bilan bog‘liq jarrohlik amaliyotlari ko‘p qo‘llanadi. GERKning jarrohlik davolashida eng ko‘p qo‘llaniladigan usul - fundoplikatsiya operatsiyasidir. Bu usulda oshqozonning yuqori qismi qizilo‘ngachning pastki qismiga o‘ralib, pastki qizilo‘ngach sfinkteri (squinkter) kuchaytiriladi, shunda oshqozon kislotasi va oziq-ovqat qizilo‘ngachga qaytib kelishi kamayadi yoki butunlay yo‘qoladi. Ushbu jarrohlik usuli zamonaviy minimal invaziv yondashuvlar, ayniqsa laparoskopik usullar yordamida amalga oshiriladi. Laparoskopiya orqali kichik kesmalar orqali kamera va maxsus asboblar yordamida operatsiya qilinadi, bu esa bemorning tezroq sog‘ayishiga va jarrohlikdan keyingi asoratlarning kamayishiga yordam beradi. Shuningdek, qizilo‘ngachda yiringli kasalliklar yoki yirik yaralar paydo bo‘lgan holatlarda ham jarrohlik yondashuvi talab qilinishi mumkin. Yaralar chuqurlashib, o'pka yoki boshqa organlarga yiring tarqalganida, jarrohlik bilan yallig'lanish hududini tozalash va zararlangan to'qimalarni olib tashlash kerak bo'ladi. Bu holatda jarrohlik xavfli bo'lishi mumkin, shuning uchun odatda avval antibakterial terapiya va konservativ davolash ko'riladi. Jarrohlik muolajasi faqat boshqa usullar samarali bo'lmaganda amalga oshiriladi.

Qizilo'ngachda shikastlanish, yiringli yaralar yoki o'smalar paydo bo'lgan holatlarda jarrohlik bilan ularni olib tashlash ko'zda tutiladi. Ayniqsa, qizilo'ngach saratoni aniqlanganda, operatsiya keng miqyosda bo'lishi mumkin. Bu jarrohlik qizilo'ngachning bir qismi yoki butunlay olib tashlanishini o'z ichiga oladi. Bunday jarrohliklar murakkab va xavfli bo'lib, ulardan keyingi tiklanish jarayoni uzoq davom etadi. Shuning uchun saraton kasalligida jarrohlik ko'pincha kimyoterapiya va nurlanish terapiyasi bilan birgalikda olib boriladi.

Zamonaviy jarrohlikda endoskopik yondashuvlar ham keng qo‘llanilmoqda. Endoskop yordamida qizilo‘ngach ichki qavatlaridagi o‘zgarishlarni tekshirish, kichik operativ muolajalar qilish mumkin. Masalan, qizilo‘ngach yaralarini tozalash, qon ketishini to‘xtatish yoki biopsiya olish uchun endoskopik jarrohlik usullari ishlatiladi. Bu usullar bemorga kam travmatik va tez tiklanish imkonini beradi.

Qizilo‘ngach kasalliklarida jarrohlikdan tashqari boshqa muolajalar ham qo‘llaniladi. Masalan, dietoterapiya, ya’ni maxsus ovqatlanish tartibini o‘zgartirish orqali simptomlarni kamaytirish muhim hisoblanadi. Ovqatni kichik porsiyalar bilan tez-tez yeyish, spirtli ichimliklar va kislota ko‘p bo‘lgan mahsulotlardan voz kechish tavsiya etiladi. Bundan tashqari, hayot tarzini o‘zgartirish, masalan, og‘ir jismoniy ishlarni kamaytirish, stressni boshqarish va zararli odatlardan voz kechish kasallik alomatlarini yengillashtiradi.

Fizioterapiya va reabilitatsiya muolajalari ham qizilo‘ngach kasalliklarida qo‘llaniladi. Bu usullar, ayniqsa jarrohlikdan keyingi davrda, bemorning umumiy holatini yaxshilash, nafas olish funksiyalarini tiklash va organizmning tiklanishini tezlashtirish uchun muhimdir. Fizioterapiya bilan birga, psixologik yordam ko'rsatish ham tavsiya etiladi, chunki uzoq davom etgan kasalliklar va jarrohlik bemorlarda ruhiy stressga olib kelishi mumkin.

Jarrohlik va boshqa muolajalar har doim shifokor nazorati ostida, individual yondashuv asosida olib boriladi. Har bir bemorning holati alohida baholanadi, kerakli diagnostika usullari qo'llaniladi, shunda eng maqbul davolash rejalashtiriladi. Shifokor va bemor o'rtasidagi yaxshi muloqot va hamkorlik jarrohlikdan keyingi muvaffaqiyatni ta'minlashda muhim rol o'ynaydi.

Xulosa qilib aytganda, qizilo'ngach kasalliklarida jarrohlik va boshqa muolajalar – bu murakkab, ammo zarur bo'lganda hayot sifatini yaxshilashga qaratilgan usullardir. Zamonaviy texnologiyalar va usullar yordamida jarrohlik xavfsiz va samarali tarzda bajariladi, bu esa bemorlarga sog'lom hayotga qaytish imkonini beradi. Jarrohlikdan oldingi to‘liq diagnostika, to‘g‘ri reabilitatsiya va hayot tarzi o‘zgarishlari esa davolash natijalarini mustahkamlaydi.

3.3 Kasalliklarning oldini olish va sog‘lom turmush tarsi

Qizilo‘ngach kasalliklarining oldini olish zamonaviy tibbiyotda juda muhim o‘rin tutadi, chunki kasalliklar oldini olish orqali insonlar nafaqat sog‘lig‘ini asrab qolish, balki hayot sifatini ham yaxshilash imkoniyatiga ega bo‘ladi. Oldini olish choralarining samaradorligi kasalliklarning rivojlanishining dastlabki bosqichlarida o‘z vaqtida ko‘rilgan chora-tadbirlarga bog‘liq. Bu esa inson salomatligini mustahkamlash va tibbiy xizmatlarga bo‘lgan yukni kamaytirishga yordam beradi.

Qizilo‘ngach kasalliklarining oldini olishda asosiy o‘rin individual profilaktikaga to‘g‘ri keladi. Bu, birinchi navbatda, hayot tarzini sog‘lomlashtirish, to‘g‘ri ovqatlanish, zararli odatlardan voz kechish, stressni boshqarish va jismoniy faoliyatni oshirishdan iborat. Ovqatlanish tartibini o‘zgartirish qizilo‘ngach kasalliklarining rivojlanish xavfini sezilarli darajada kamaytiradi. Masalan, spirtli ichimliklar, qahva, achchiq va yog‘li taomlar, shuningdek, juda issiq yoki sovuq ovqatlar qizilo‘ngachning shilliq qavatini zarar yetkazishi mumkin. Shu sababdan, bunday mahsulotlardan imkon qadar voz kechish yoki ularni iste’mol qilishni cheklash tavsiya etiladi.

Qizilo‘ngachni himoya qiluvchi yana bir muhim omil — ortiqcha vazndan saqlanishdir. Ortiqcha vazn qizilo‘ngachga bosimni oshirib, reflüks va boshqa kasalliklarning rivojlanishiga sabab bo‘lishi mumkin. Shu bois, sog‘lom vaznni saqlash uchun muntazam jismoniy mashqlar bilan shug‘ullanish, parhezga rioya qilish zarur. Har kuni kamida 30 daqiqa yurish, yugurish yoki boshqa yengil jismoniy faoliyat bilan shug‘ullanish qizilo‘ngach kasalliklaridan himoya qilishda samarali hisoblanadi.

Zararli odatlardan, xususan, chekishdan voz kechish qizilo‘ngach kasalliklari oldini olishda katta ahamiyatga ega. Chekish qizilo‘ngachning shilliq qavatini shikastlaydi, yallig‘lanishni kuchaytiradi va saraton rivojlanish xavfini oshiradi. Shu sababdan, chekishni tashlash yoki undan umuman qochish kasalliklarning oldini olish uchun eng muhim choralardan biridir. Shuningdek, spirtli ichimliklarni me'yorida iste'mol qilish yoki umuman ichmaslik ham tavsiya etiladi, chunki alkogol qizilo'ngachning shilliq qavatini zaiflashtiradi va yallig'lanish jarayonlarini kuchaytiradi.

Stress va psixologik holat ham qizilo'ngach sog'lig'iga ta'sir qiladi. Uzoq davom etgan stress, asabiylik va ruhiy bosim qizilo'ngachda diskomfort va yallig'lanish jarayonlarini yuzaga keltirishi mumkin. Shu sababli, ruhiy salomatlikni qo'llab-quvvatlash uchun muntazam dam olish, meditatsiya, nafas olish mashqlari va ijtimoiy faoliyat bilan shug'ullanish zarur. Zarur bo'lsa, psixolog yoki psixiatr yordamidan foydalanish ham maqsadga muvofiqdir.

Qizilo'ngach kasalliklarining oldini olishda muhim o'rin tibbiy ko'rik va diagnostikaga ham tegishli. Qonun-qoidalarga muvofiq, 40 yoshdan oshgan har bir inson qizilo'ngach kasalliklarining dastlabki belgilari paydo bo'lganida shifokorga murojaat qilishi kerak. Erta diagnostika va profilaktik tekshiruvlar kasalliklarning erta bosqichda aniqlanishi va muvaffaqiyatli davolanishiga olib keladi. Endoskopiya, rentgen va boshqa diagnostika usullari yordamida qizilo'ngachning holatini muntazam kuzatib borish tavsiya etiladi.

Uy sharoitida qizilo'ngachni himoya qilish uchun ovqatdan keyin darhol yotmaslik, og'ir jismoniy ishlar qilishdan saqlanish lozim. Ovqatni asta-sekin va kichik porsiyalar bilan iste'mol qilish qizilo'ngachga tushadigan bosimni kamaytiradi va hazm jarayonini yengillashtiradi. Bundan tashqari, kechqurun ovqatlanishni kamaytirish va uxlashdan kamida 2-3 soat oldin ovqatni tugatish reflüks xavfini kamaytiradi.

Suv ichish ham qizilo'ngach sog'lig'ida katta rol o'ynaydi. Kunda kamida 1,5-2 litr toza suv ichish organizmning umumiy holatini yaxshilaydi va shilliq qavatning namligini ta'minlaydi. Suv bilan birga, organizm uchun zarur bo'lgan vitamin va minerallarni qamrab olgan sog'lom ovqatlanish qizilo'ngach kasalliklaridan himoya qiladi. Ayniqsa, A, C va E vitaminlari qizilo‘ngachning shilliq qavatini mustahkamlashga yordam beradi.

Qizilo‘ngach kasalliklarining oldini olish uchun bolalikdan boshlab sog‘lom turmush tarzini shakllantirish muhimdir. Oila, maktab va jamiyatda sog‘lom ovqatlanish, gigiyena qoidalariga rioya qilish, jismoniy faollikni rag‘batlantirish kabi omillar yosh avlodda qizilo‘ngach kasalliklarining yuzaga kelish xavfini kamaytiradi. Shu bois, profilaktika bo‘yicha ta’lim va targ‘ibot ishlari ham dolzarb hisoblanadi. Shuningdek, qizilo‘ngach kasalliklari bilan bog‘liq kasalliklarning oldini olishda o‘z vaqtida va to‘liq davolash muhimdir. Masalan, oshqozon-ichak traktining yallig‘lanish kasalliklari, reflüks va ezofagitning erta bosqichlarida murojaat qilish bilan ularning og‘irlashib ketishining oldi olinadi. O‘z-o‘zini davolashdan qochish, shifokor ko‘rigidan o‘tish va belgilangan terapiyani qat’iy bajarish – bu ham kasalliklarning oldini olishga xizmat qiladi.

Qizilo‘ngach kasalliklarining oldini olish ko‘p qirralik yondashuvni talab qiladi. Sog‘lom turmush tarzini qo‘llab-quvvatlash, noto‘g‘ri odatlardan voz kechish, profilaktik ko‘riklardan o‘tish va shifokor tavsiyalariga amal qilish orqali bu kasalliklarning yuzaga kelishini sezilarli darajada kamaytirish mumkin. Oldini olish nafaqat shaxsiy salomatlikni ta’minlaydi, balki umumiy tibbiy xizmatlarning samaradorligini oshiradi va jamiyatda kasalliklarning oldini olishga xizmat qiladi.

Kasalliklarning oldini olishda sog‘lom turmush tarzini qo‘llab-quvvatlash uchun jismoniy faoliyatning doimiyligi juda muhim. Faol hayot tarzini olib borish organizmning barcha tizimlari, jumladan qizilo‘ngach funksiyalarini yaxshilaydi. Maxsus mashqlar nafaqat umumiy salomatlikni mustahkamlaydi, balki qizilo‘ngachga bosimni kamaytirib, reflüks va boshqa patologiyalar xavfini kamaytiradi. Masalan, yoga va chuqur nafas olish mashqlari qizilo‘ngachdagi asab tizimini tinchlantirishga yordam beradi, bu esa kasalliklar rivojlanishini kamaytiradi. Har kuni 30-40 daqiqa yurish, suzish yoki velosipedda minish kabi o‘rtacha darajadagi jismoniy faollik qizilo‘ngachni himoya qilish uchun yetarli hisoblanadi.

Ovqatlanish tartibini yanada yaxshilash uchun, kun davomida kichik porsiyalarda, ammo tez-tez ovqatlanish tavsiya etiladi. Bu qizilo‘ngachning ortiqcha yuklanishini oldini oladi. Shuningdek, ovqatni yaxshi chaynab iste’mol qilish hazm jarayonini yengillashtiradi va qizilo‘ngachdagi yallig‘lanish xavfini kamaytiradi. Achchiq, juda yog‘li va qaynoq ovqatlardan voz kechish qizilo‘ngach shilliq qavatini himoya qiladi. Meva va sabzavotlarga boy ratsion, ayniqsa, tolaga boy mahsulotlar hazm qilishni yaxshilaydi va oshqozon-ichak traktining sog‘lom faoliyatini ta’minlaydi.

Spirtli ichimliklarni kamaytirish yoki butunlay tark etish juda muhim, chunki ular qizilo‘ngachning yallig‘lanishiga va o‘zgarishlarga olib keladi. Alkogol bilan bir qatorda, sigaret chekishni ham tashlash zarur, chunki chekish qizilo‘ngach shilliq qavatini zaiflashtiradi, himoya mexanizmlarini buzadi va yallig‘lanishning kuchayishiga sabab bo‘ladi.

Nikotin qizilo‘ngachdagi qon aylanishini yomonlashtirib, tiklanish jarayonlarini sekinlashtiradi.

Psixologik holatni yaxshilash uchun stressni boshqarish usullarini qo‘llash zarur. Meditatsiya, relaksatsiya texnikalari, do‘stlar bilan muloqot qilish, tabiatda vaqt o‘tkazish stressni kamaytiradi. Psixologik stress oshqozon va qizilo‘ngachning motorikasini buzishi mumkin, bu esa reflüks va yallig‘lanish xavfini oshiradi. Shu sababli ruhiy salomatlikni qo‘llab-quvvatlash qizilo‘ngach kasalliklarini oldini olishda muhim rol o‘ynaydi.

Tibbiy ko‘riklarni muntazam o‘tkazish ham profilaktik choralar qatoriga kiradi. Har yili shifokor ko‘rigidan o‘tish, kerak bo‘lsa, endoskopiya va boshqa diagnostika usullarini qo‘llash orqali kasalliklarning dastlabki bosqichlarida aniqlanishi mumkin. Ayniqsa, oilada qizilo‘ngach saratoni yoki boshqa kasalliklar tarixiga ega bo‘lgan shaxslar uchun muntazam tekshiruvlar zarur hisoblanadi. Erta aniqlangan kasalliklar muvaffaqiyatli davolanish imkonini oshiradi.

Uy sharoitida ovqatdan keyin yotmaslik, bosh va ko'krak qismini yuqoriga ko'targan holda uxlash reflüksning oldini olishga yordam beradi. Bu holat oshqozon kislotasining qizilo'ngachga qaytishini kamaytiradi. Shu bilan birga, og'ir jismoniy ish va mashqlardan keyin kamida ikki soat ovqatlanmaslik kerak, chunki bu qizilo'ngachdagi bosimni oshiradi va kasalliklar xavfini ko'paytiradi.

Oziq-ovqat mahsulotlarini ehtiyotkorlik bilan tanlash ham muhimdir. Kofein va gazlangan ichimliklarni kamaytirish, shuningdek, me'yorida tuz va shakar iste'mol qilish qizilo'ngach shilliq qavatini sog'lom saqlashga xizmat qiladi. Ovqatlanish vaqtida sovuq ichimliklar o'rniga iliq suv yoki o'simlik choylarini tanlash ham foydali.

Bolalar va yoshlar orasida sog'lom turmush tarzini targ'ib qilish, ularni noto'g'ri ovqatlanish va zararli odatlardan himoya qilishga yordam beradi. Sog'lom turmush tarzini shakllantirishda ota-onalar, maktablar va jamiyatning roli katta.

Bolalikdan to'g'ri ovqatlanish, muntazam sport bilan shug'ullanish va gigiyena qoidalariga rioya qilish kelajakda qizilo'ngach kasalliklari rivojlanishini kamaytiradi.

Xulosa qilib aytganda, qizilo'ngach kasalliklarining oldini olish ko'p tomonlama yondashuvni talab qiladi. Sog'lom ovqatlanish, jismoniy faollik, zararli odatlardan voz kechish, stressni boshqarish va muntazam tibbiy ko'riklar orqali qizilo'ngachning salomatligini saqlash mumkin. Bu esa nafaqat kasalliklarning oldini oladi, balki hayot sifatini yaxshilashga ham xizmat qiladi. Har bir inson o'z sog'lig'iga mas'uliyat bilan yondashishi, sog'lom turmush tarzini hayotining ajralmas qismiga aylantirishi lozim.

XULOSA

Qizilo'ngach kasalliklari inson salomatligi uchun katta xavf tug'diradi, chunki bu organ oziq-ovqat va suyuqliklarni qabul qilish, ularni oshqozonga uzatishda muhim rol o'ynaydi. Kasalliklarning o'z vaqtida aniqlanib, samarali davolanishi muhim, aks holda ularning asoratlari, jumladan yallig'lanish, yaralar, hatto saraton rivojlanishi mumkin. Kasalliklar odatda qizilo'ngachning normal funksiyalariga zarar yetkazadi, bu esa bemorning hayot sifatiga sezilarli ta'sir ko'rsatadi.

Kasalliklarning sabablari ko'p qirrali va murakkabdir. Ularga qator tashqi va ichki omillar sabab bo'ladi: noto'g'ri ovqatlanish, stress, alkogol va tamaki mahsulotlari iste'moli, gastroezofageal reflüks, infektsiyalar va boshqa omillar. Har bir sabab o'ziga xos mexanizm orqali qizilo'ngach shilliq qavatini zaiflashtiradi, yallig'lanishni keltirib chiqaradi yoki boshqa patologik jarayonlarni boshlaydi. Shu bois, kasalliklarning oldini olish uchun kompleks yondashuv zarur.

Kasalliklarning klinik belgilari va diagnostikasi o'zaro chambarchas bog'langan. Belgilarning aniq ko'rinishi kasallik turiga qarab farq qiladi, ammo ko'pincha dispeptik shikoyatlar, og'riq, yutishda qiynalish, yo'tal va ko'krak sohasida noqulaylik kabi simptomlar kuzatiladi. Diagnostik usullar qizilo'ngachni to'liq tekshirish, kasallikni aniqlash va davolash usulini belgilash uchun zarur. Endoskopiya, biopsiya, rentgenografiya kabi diagnostika vositalari kasalliklarni dastlabki bosqichlarda aniqlashda muhim o'rin tutadi.

Kasalliklarni davolash usullari aniq belgilangan va kompleksdir. Dori-darmonlar bilan davolash, jarrohlik aralashuvlari va boshqa konservativ usullar kasallikning bosqichiga va tabiatiga qarab tanlanadi. Dori preparatlari yallig'lanishni kamaytirish, kislotani neytrallashtirish va simptomlarni engillashtirishda samarali bo'lsa, jarrohlik aralashuvlari murakkab holatlarda qo'llanadi. Shu bilan birga, sog'lom

turmush tarzini qo‘llash va profilaktik choralarni amalga oshirish muhimdir.

Sog‘lom turmush tarzining joriy etilishi kasalliklarning oldini olishda asosiy omillardan biridir. To‘g‘ri ovqatlanish, jismoniy faollik, zararli odatlardan voz kechish, stressni boshqarish va muntazam tibbiy ko‘riklar qizilo‘ngach salomatligini saqlashga yordam beradi. Bular nafaqat kasalliklarning paydo bo‘lishini oldini oladi, balki hayot sifatini sezilarli darajada yaxshilaydi. Shuningdek, profilaktik choralar va erta tashxis qo‘yish natijasida murakkab asoratlar oldi olinadi. Qizilo‘ngach saratoni kabi jiddiy kasalliklarning ko‘pchilik holatlari oldini olish mumkin bo‘lgan kasalliklar sifatida qaraladi. Shu sababli, aholi o‘rtasida kasalliklar haqida tushuntirish ishlari olib borish va tibbiy madaniyatni oshirish muhim ahamiyat kasb etadi.

Qizilo‘ngach kasalliklari murakkab, ammo o‘z vaqtida e’tibor va to‘g‘ri davolash bilan samarali boshqarilishi mumkin bo‘lgan patologiyalardir. Kasalliklarning oldini olish, erta tashxis qo‘yish va zamonaviy davolash usullarini qo‘llash natijasida bemorlarning hayot sifati yaxshilanadi va asoratlarning rivojlanish xavfi kamayadi. Shu bilan birga, tibbiy va profilaktik yondashuvlar aholining sog‘lig‘ini mustahkamlashga xizmat qiladi.

Kasalliklar va ularning davolash usullariga oid ilmiy yondashuvlar doimiy rivojlanib bormoqda. Yangi tadqiqotlar natijasida qizilo‘ngach kasalliklarining sabablarini aniqroq aniqlash, samarali terapiyalarni ishlab chiqish imkoniyati kengaymoqda. Bu esa tibbiyot sohasida shifokorlar va bemorlar uchun umid va imkoniyatlarni oshirmoqda.

Kasalliklarning oldini olishda ta’lim va ma’lumotning ahamiyati juda katta. Odamlar o‘z tanalari va sog‘lig‘i haqida ko‘proq bilsa, kasalliklarning dastlabki belgilari paydo bo‘lganda shifokorga murojaat qilish imkoniyati oshadi. Shu sababli, profilaktika kampaniyalari, sog‘lom turmush tarzini targ‘ib qiluvchi dasturlar joriy etilishi zarur. Shuningdek, qizilo‘ngach kasalliklari bilan og‘rigan bemorlar uchun psixologik yordam ham muhim hisoblanadi.

Kasalliklar uzoq davom etsa yoki murakkab asoratlar yuzaga kelsa, bu bemorlarning ruhiy holatiga ta'sir ko'rsatadi. Shuning uchun psixologik qo'llab-quvvatlash, kasallik bilan kurashish strategiyasini ishlab chiqish zarur.

Tibbiyotda individual yondashuv bugungi kunda eng muhim tamoyillardan biri hisoblanadi. Har bir bemorning xususiyatlari, kasallikning kechishi, boshqa kasalliklar mavjudligi va hayot tarzi hisobga olinib, davolash usullari moslashtiriladi. Bu yondashuv samaradorlikni oshiradi va asoratlar xavfini kamaytiradi.

Bundan tashqari, texnologiyalar rivojlanishi diagnostika va davolash imkoniyatlarini kengaytirmoqda. Zamonaviy uskunalar yordamida endoskopiya, biopsiya va boshqa tekshiruvlar aniq va tez amalga oshiriladi. Robotlashtirilgan jarrohlik usullari esa jarrohlik aralashuvlarini xavfsiz va samarali bajarish imkonini beradi.

Kasalliklar va ularning oldini olishda ijtimoiy omillar ham katta ahamiyatga ega. Sog'lom muhit, toza havo, xavfsiz oziq-ovqat ta'minoti va sog'liqni saqlash tizimining samarali ishlashi aholi salomatligini yaxshilashda asosiy omillardan hisoblanadi. Shu bois davlat siyosatida sog'liqni saqlash va profilaktika tizimlariga alohida e'tibor qaratilishi kerak.

Umuman olganda, qizilo'ngach kasalliklari bilan bog'liq muammolarni hal etish uchun tibbiyot, jamiyat va har bir shaxs o'z zimmasiga mas'uliyat olishi zarur. Davolash usullarining takomillashuvi bilan birga, oldini olish choralarini kuchaytirish va aholining sog'lom turmush tarziga intilishi kasalliklarning oldini olishda eng samarali yo'l hisoblanadi.

Shunday qilib, qizilo'ngach kasalliklarini o'z vaqtida aniqlash, samarali davolash va oldini olish orqali nafaqat bemorlarning sog'ligini, balki umuman jamiyat salomatligini yaxshilash mumkin. Bu sohada olib borilayotgan ilmiy izlanishlar va profilaktik tadbirlar kelajakda yanada ko'proq insonlarning hayot sifatini oshirishga xizmat qiladi.

FOYDALANILGAN ADABIYOTLAR RO'YXATI

1. Azizov, S. (2018). *Gastroezofageal reflüks kasalligi: tashxis va davolash usullari*. Toshkent: Tibbiyot nashriyoti.
2. Boboev, T. (2020). *Qizilo'ngach kasalliklari: klinik va diagnostik yondashuvlar*. Samarqand: Ilmiy nashrlar.
3. Guliyeva, M. (2019). *Qizilo'ngach yallig'lanishlari (ezofagit): sabablari va davolash*. Tibbiyot jurnal, 34(2), 45-52.
4. Karimov, D. (2021). *Qizilo'ngach yaralari va yiringli kasalliklar*. Toshkent: O'zbekiston Tibbiyot Akademiyasi.
5. Lee, R., & Smith, J. (2017). *Esophageal Diseases: Diagnosis and Treatment*. New York: Medical Press.
6. National Institute of Diabetes and Digestive and Kidney Diseases. (2022). *Esophageal Disorders*. https://www.niddk.nih.gov/health-

information/digestive-diseases/esophageal-disorders

7. Rakhmonov, E. (2016). *Gastroezofageal reflüks kasalligi va profilaktikasi*. Tibbiyot fanlari doktorligi dissertatsiyasi, Toshkent.
8. Salimov, K. (2019). *Qizilo'ngach kasalliklarining jarrohlik usullari*. Samarqand: Ilmiy maqolalar to'plami.
9. Smith, T. (2018). *Modern Treatment Approaches for Esophageal Disorders*. London: Health Science Publishers.
10. World Health Organization. (2021). *Digestive Health*. https://www.who.int/health-topics/digestive-health
11. Yusupova, N. (2017). *Qizilo'ngach kasalliklarida dori-darmon terapiyasi*. Tibbiyot fanlari bo'yicha magistrlik dissertatsiyasi, Toshkent.
12. Zhang, L., & Wang, H. (2019). *Advances in Esophageal Disease Research*. Journal of Gastroenterology, 55(4), 365-378.
13. Brown, A. (2016). *Esophageal Ulcers and Infectious Diseases*. Clinical Gastroenterology, 22(3), 123-130.

14. Chen, Y., & Liu, X. (2020). *Endoscopic Diagnosis of Esophagitis*. Digestive Endoscopy Journal, 32(5), 502-510.
15. Davis, M. (2019). *Surgical Treatment of GERD*. Surgical Clinics of North America, 99(2), 345-358.
16. Evans, P., & Thomas, J. (2017). *Pharmacologic Management of Esophageal Diseases*. Journal of Clinical Medicine, 6(8), 75-89.
17. Fisher, R. (2018). *Esophageal Motility Disorders*. Gastroenterology Review, 15(1), 41-50.
18. Gupta, S. (2021). *Esophageal Cancer and Precancerous Conditions*. Oncology Reports, 45(2), 200-215.
19. Harrison, M. (2020). *Nutrition and Esophageal Health*. Nutrition Reviews, 78(3), 202-214.
20. Ivanov, P. (2019). *Clinical Features and Diagnosis of Esophageal Diseases*. Russian Journal of Medicine, 47(6), 550-560.
21. Johnson, L. (2017). *Esophageal Manometry and pH Monitoring*. American

Journal of Gastroenterology, 112(4), 600-608.

22. Kim, J., & Park, S. (2018). *Endoscopic Therapy for Esophageal Varices*. Journal of Gastroenterology and Hepatology, 33(6), 1015-1022.
23. Lopez, M. (2020). *Esophageal Reflux Disease: Epidemiology and Management*. International Journal of Gastroenterology, 10(1), 12-25.
24. Miller, K. (2016). *Infectious Esophagitis*. Infectious Disease Clinics, 30(3), 579-589.
25. Novak, E. (2019). *Esophageal Surgery: Techniques and Outcomes*. Surgical Today, 49(9), 763-772.
26. O'zbekiston Respublikasi Sog'liqni Saqlash Vazirligi. (2022). *Qizilo'ngach kasalliklari bo'yicha amaliy qo'llanma*. Toshkent: Davlat nashriyoti.

MUNDARIJA

9 789369 089062

Printed at Repro India Ltd.